Das Ehlers-Danlos-Syndrom

Andreas K. Luttkus (Hrsg.)

Das Ehlers-Danlos-Syndrom

Eine interdisziplinäre Herausforderung

Herausgeber
Andreas K. Luttkus

DE GRUYTER

Priv.-Doz. Dr. med. Andreas K. Luttkus
Evangelisches Krankenhaus Bielefeld
Frauenklinik/Perinatalzentrum Bethel
Haus Gilead I
Burgsteig 13
33617 Bielefeld
andreas.luttkus@evkb.de

Das Werk enthält 30 Abbildungen und 5 Tabellen.

ISBN 978-3-11-024955-2
e-ISBN 978-3-11-024956-9

Library of Congress Cataloging-in-Publication Data

> Das Ehlers-Danlos-Syndrom : eine interdisziplinäre Herausforderung / edited by Andreas Luttkus.
> p. cm.
> ISBN 978-3-11-024955-2
> 1. Ehlers-Danlos syndrome.   I. Luttkus, Andreas.
> RC580.E35E35 2011
> 616.7'7- -dc22   2010052986

Bibliografische Information der Deutschen Nationalbibliothek

Die deutsche Nationalbibliothek verzeichnet diese Publikation in der Deutschen Nationalbibliografie; detaillierte bibliografische Daten sind im Internet über http://dnb.d-nb.de abrufbar.

© 2011 Walter de Gruyter GmbH & Co. KG, Berlin/New York. Der Verlag hat für die Wiedergabe aller in diesem Buch enthaltenen Informationen (Programme, Verfahren, Mengen, Dosierungen, Applikationen etc.) mit Autoren bzw. Herausgebern große Mühe darauf verwandt, diese Angaben genau entsprechend dem Wissensstand bei Fertigstellung des Werkes abzudrucken. Trotz sorgfältiger Manuskriptherstellung und Korrektur des Satzes können Fehler nicht ganz ausgeschlossen werden. Autoren bzw. Herausgeber und Verlag übernehmen infolgedessen keine Verantwortung und keine daraus folgende oder sonstige Haftung, die auf irgendeine Art aus der Benutzung der in dem Werk enthaltenen Informationen oder Teilen davon entsteht.
Die Wiedergabe von Gebrauchsnamen, Handelsnamen, Warenbezeichnungen und dergleichen in diesem Buch berechtigt nicht zu der Annahme, dass solche Namen ohne weiteres von jedermann benutzt werden dürfen. Vielmehr handelt es sich häufig um gesetzlich geschützte, eingetragene Warenzeichen, auch wenn sie nicht eigens als solche gekennzeichnet sind.
Printed in Germany.

Gesamtherstellung: Druckhaus „Thomas Müntzer" GmbH, Bad Langensalza.

Vorwort

Beim Ehlers-Danlos-Syndrom handelt es sich um eine Gruppe angeborener, seltener Bindegewebserkrankungen. Mittlerweile sind sieben Typen des EDS mit unterschiedlicher Klinik und Ätiologie bekannt. Das klinische Bild und die Ausprägung der Erkrankung sind sehr variabel. Von chronischer Schmerzsymptomatik aufgrund sekundärer Gelenkschäden bis zu akuten, lebensbedrohlichen Blutungen umfasst es Symptome, die nicht leicht zu deuten sind. Nicht selten wird beispielsweise erst nach einer schweren Blutungskomplikation in der Schwangerschaft ein Verdacht auf ein Ehlers-Danlos-Syndrom vom vaskulären Typ als Ursache geäußert.

Die Leidensgeschichte der Betroffenen ist oft lang. Zum physischen Leiden gesellt sich nicht selten Ärger darüber, dass eine Kostenübernahme zur Diagnosesicherung mittels Molekulargenetik oder Elektronenmikroskopie abgelehnt wird und folglich die therapeutischen Optionen unzureichend ausgeschöpft werden. Die rechtzeitige Berücksichtigung des Ehlers-Danlos-Syndroms in der Differentialdiagnose auch in der hausärztlichen, internistischen, frauenärztlichen oder auch kinderärztlichen Praxis kann manche Komplikation der Erkrankung mildern.

Dieses Buch hat zwei Schwerpunkte. Zunächst wird der aktuelle Stand der Wissenschaft, Forschung und Diagnostik zu diesem Krankheitsbild beleuchtet, dann kommen Kliniker und Praktiker zu Wort, die aus der Sicht der Patientenbetreuung und -beratung ihre Erfahrungen zugänglich machen wollen. Bei der Lektüre der klinischen Beiträge sollte man im Hinterkopf behalten, dass das Ehlers-Danlos-Syndrom sehr selten ist und keine prospektiv randomisierten Studien, sondern bestenfalls Beobachtungsstudien oder Kasuistiken als Basis für die Empfehlungen dienen.

Wir hoffen mit diesem Werk die Patientenbetreuung zu erleichtern und wünschen uns Unterstützung bei zukünftigen Forschungsprojekten.

Bielefeld, April 2011   Andreas K. Luttkus

Grußwort der Selbsthilfegruppe

Liebe Leserinnen und Leser,

es war schon seit Jahren der Wunsch der Mitglieder der Deutschen Ehlers-Danlos-Initiative, ein Symposium mit Ärzten und Wissenschaftlern unter Beteiligung Betroffener zum Thema „Ehlers-Danlos-Syndrom" auf die Beine zu stellen. Im Jahre 2009 ist uns das erstmals gelungen.

Und das haben wir **Herrn Priv. Doz. Dr. Andreas Luttkus, dem Leiter der Klinik für Frauenheilkunde des Perinatalzentrums in Bethel** zu verdanken. Unter seiner Leitung und Organisation fand im März 2009 im Evangelischen Krankenhaus in Bielefeld das erste Symposium „Das Ehlers-Danlos-Syndrom – eine interdisziplinäre Herausforderung" statt.

Wir – die Deutsche Ehlers-Danlos-Initiative e. V. – freuen uns sehr, dieses Buch für Interessierte zu besitzen. Neben dem Dank an alle Beteiligten, die ihren Vortrag dafür zur Verfügung stellen, auch ein herzliches Dankeschön an die Sekretärin des Herrn Priv. Doz. Dr. Luttkus des Evangelischen Krankenhauses Bielefeld, Frau Andrea Querner. Nur mit ihrer Unterstützung war es möglich, aus der Ferne dieses Symposium in Bielefeld so gut vorzubereiten.

Schließlich gilt der Dank unseren Spendern der Initiative, die es uns ermöglichen, diesen Band herauszugeben. Ohne diese finanziellen Mittel wäre eine Veröffentlichung in diesem Rahmen nicht möglich.

Wir wünschen Ihnen, liebe Leserinnen und Leser, eine interessante und hilfreiche Lektüre.

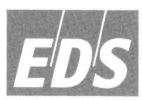

Deutsche Ehlers-Danlos-Initiative e. V.

Der Vorstand
der Deutschen Ehlers-Danlos-Initiative e. V.

Kugelbühlstraße 1, 91154 Roth
Telefon: 09171 981516, Telefax: 09171 981518
buero1@ehlers-danlos-initiative.de
www.ehlers-danlos-initiative.de

Autoren

Dr. jur. Hans Dick, Jurist, Leiter des Referates „Berufliche Rehabilitation und Schwerbehindertenrecht" im Bayerischen Staatsministerium für Arbeit und Soziales, Bayerisches Staatministerium für Arbeit und Sozialordnung, Familien und Frauen, Winzererstr. 9, 80797 München

Priv. Doz. Dr. med. Michael Haupts, Neurologe, Chefarzt der Klinik für Neurologie, Augustahospital, Anholt/Niederrhein, 46419 Isselburg-Anholt

Dr. rer. nat. Ingrid Haußer, Leiterin des Elektronenmikroskopischen Labors der Universitätsklinik Heidelberg, Universitäts-Hautklinik Heidelberg, Voßstr. 2, 69115 Heidelberg

Dr. med. Carsten Klein, Anästhesist, Palliativmedizin, Schmerzzentrum des Universitätsklinikums Erlangen, Krankenhausstr. 12, 91054 Erlangen

Priv. Doz. Dr. med. Andreas K. Luttkus, Leiter des Perinatalzentrums und der Frauenklinik des Ev. Krankenhauses Bielefeld, Standort Bethel, Burgsteig 13, 33617 Bielefeld

Dr. rer. nat. Karin Mayer, Diplombiologin, stellvertretende Leiterin der Abteilung für Molekulargenetik, Zentrum für Humangenetik und Laboratoriumsmedizin, Dr. Klein und Dr. Rose, Lochhamer Str. 29, 82152 Martinsried

Prof. Dr. med. Johannes Otte, Leiter der Klinik für Kinder und Jugendmedizin des Ev. Krankenhauses Bielefeld, Standort Bethel, Burgsteig 13, 33617 Bielefeld

Dr. med. Ulrich Quellmalz, Leiter der Gefäßklinik des Ev. Krankenhauses Bielefeld; Standort Johannesstift, Schildeschestr. 99, 33617 Bielefeld
Er ist Chirurg, Gefäßchirurg und Phlebologe

Prof. Dr. med. Beat Steinmann, leitete für viele Jahre die Abteilung für Stoffwechselkrankheiten und Molekulare Pädiatrie sowie das Labor für Neugeborenenscreening am Universitäts-Kinderspital Zürich, Schweiz.
University Children's Hospital, Steinwiesstr. 75, CH-8032 Zürich
Beat.Steinmann@kispi.uzh.ch

Priv. Doz. Dr. med. Günther Wittenberg, Leiter des Instituts für diagnostische und interventionelle Radiologie, Neuroradiologie und Kinderradiologie des Ev. Krankenhauses Bielefeld, Burgsteig 13, 33617 Bielefeld

Inhalt

1. Das Ehlers-Danlos-Syndrom: Klinik – Einteilung – Pathogenese 1
   Beat Steinmann

2. Morphologische Grundlagen erblicher Bindegewebs-erkrankungen 12
   Ingrid Haußer

3. Molekulargenetische Diagnostik beim Ehlers-Danlos-Syndrom 21
   Karin Mayer

4. Das Ehlers-Danlos-Syndrom: Frühdiagnostik bei Verdacht auf EDS im Kindesalter 31
   Johannes Otte

5. Das Ehlers-Danlos-Syndrom – Eine Herausforderung für die Gynäkologie und Geburtshilfe 36
   Andreas K. Luttkus

6. Chronische Schmerzen bei Ehlers-Danlos-Syndrom 54
   Carsten Klein

7. Moderne Bildgebung und radiologische Interventionen beim Ehlers-Danlos-Syndrom 59
   Günther Wittenberg

8. Therapiestrategien beim vaskulären Typ des Ehlers-Danlos-Syndrom 75
   Ulrich Quellmalz

9. Ambulante Rehabilitation an Skelett und Nervensystem bei Ehlers-Danlos-Syndrom 81
   Michael Haupts

10. Der Schwerbehindertenausweis – Wer bekommt ihn, wie bekommt man ihn, was bringt er? 86
    Hans Dick

1. Das Ehlers-Danlos-Syndrom: Klinik – Einteilung – Pathogenese*

Beat Steinmann

Das Bindegewebe besteht aus Zellen, die in einer von ihnen selbst gebildeten, für die Funktion wichtigen extrazellulären Matrix (ECM) eingebettet sind. Die Matrix enthält verschiedene Typen von Kollagenen, die Fasern bilden und dem Gewebe seine Zugfestigkeit verleihen. Die Mikrofibrillen und die um sie herum gebildeten elastischen Fasern in Haut, großen Gefäßen und Ligamenten, geben den Geweben die nötige Dehnbarkeit, und Proteoglykane wiederum verleihen diesen Turgor und Elastizität. Quantitative und qualitative Veränderungen einzelner gewebespezifisch exprimierter Bestandteile der ECM führen direkt oder über veränderte Bindung von Wachstums- und Differenzierungsfaktoren zum mechanischen Versagen und damit zu Bindegewebskrankheiten mit charakteristischem Organbefall wie das Ehlers-Danlos-Syndrom (EDS), das Marfan Syndrom, Cutis laxa, Osteogenesis imperfecta, Pseudoxanthoma elasticum und viele weitere mehr.

Definition und Epidemiologie: Das EDS ist eine heterogene Gruppe von genetischen Bindegewebsstörungen, charakterisiert durch Überstreckbarkeit der Gelenke, Hyperelastizität der Haut und Fragilität der Gewebe. Die Gesamthäufigkeit der verschiedenen Typen wird auf mindestens 1:10000 Geburten geschätzt. Die meisten EDS-Typen sind durch Mutationen in Genen bedingt, die für diverse Kollagenketten oder Enzyme im Kollagenstoffwechsel kodieren (Tab. 1.1). Da das Syndrom bezüglich Organbefall, klinischem Schweregrad, Genetik und biochemischen Defekten heterogen ist, soll für die Orientierung jeweils die Tabelle konsultiert werden.

---

* nach B. Steinmann und A. Superti-Furga (2007)

Tab. 1.1: Klassifikation des Ehlers-Danlos-Syndroms.

Typ	Haut hyper-elastisch	zer-reißlich	Ekchy-mosen	Gelenk-überstreck-barkeit	andere typische Merkmale und Komplikationen	Ver-erbungs-modus	Ätiologie	relative Häufigkeit
I	+++	+++	++	+++	vaskuläre und intestinale Komplikationen gelegentlich	AD	Heterogen: Kollagen-V-Defekt und andere	häufig
II	++	++	+	++	vorzeitige Arthrosen	AD	?	häufig
III	+	+	+	++		AD		
IV	–	+++ +++	+++ +++	+	dünne Haut mit gut sichtbaren Venen, Rupturen innerer Organe	AD	Kollagen-III-Defekt	nicht so selten!
VI	+++	++	++	+++	Muskelhypotonie, Kypho-skoliose, Mikrocornea, marfanoid	AR	Lysylhydroxylase-Mangel	selten
VIIA	++	+	+	+++	kongenitale Hüftluxationen, pathologische Frakturen	AD	Deletion von N-terminalem Telopeptid von Kollagen I	selten
VIIB	++	+	+	++				
VIIC	–	+++ +++	+++ +++	+	Haut teigig, lax, Dysmorphien	AR	N-Protei-nase-Mangel	selten

AD/AR = autosomal dominant bzw. autosomal rezessiv. Die Existenz der Typen V und X ist fraglich, diejenige des Typs VIII als eigenständiges Krankheitsbild unklar; Typ IX ist allelisch zu Menkes-Syndrom

1.1 Klassische Form des Ehlers-Danlos-Syndroms (EDS Typ I und II)

Ätiologie und Pathogenese: Dies ist die erstbeschriebene, häufigste und bekannteste Form des EDS („klassisches EDS"), die in eine schwerere (Typ I) und mildere Form (Typ II) unterteilt wird. Ein Teil der Fälle ist auf Mutationen in den COL5A1- und COL5A2-Genen (Chromosomen 9q34.2–q34.3 bzw. 2q31) zurückzuführen; dann ist das Kollagen Typ V quantitativ vermindert oder strukturabnorm, die Stabilität der aus den Kollagen Typen I und V bestehenden Kollagenfibrillen in Haut und Bandapparat geschwächt und die Fibrillenstruktur verändert. Den übrigen Fällen müssen andere genetische Defekte zugrunde liegen; so führt z. B. der autosomal-rezessive Tenascin-X-Mangel (TNX-Gen auf Chromosom 6p21.3) zu einer EDS-II/III-ähnlichen Krankheit.

Klinische Zeichen und Befunde: Die *Haut* ist hyperelastisch (nicht etwa lax und redundant wie bei der Cutis laxa), teigig oder samtartig weich (wie „nasses Wildleder"), pastellfarben fahl, leicht zerreißlich, dann mit klaffenden, fischmaulartigen Wunden, die mit atrophen („zigarettenpapier-ähnlichen"), hämosiderotisch verfärbten oder aber hypertrophen Narben (besonders an Stirn und Schienbeinen (Abb. 1.1c, d)) verzögert abheilen.

Weitere Zeichen sind: eine starke Tendenz zu Suffusionen; Verschieblichkeit der Haut zur Subkutis; weiche Ohrmuscheln, weiche Nasenspitze; molluskoide Pseudotumoren an Druckstellen (Ellenbogen, Knie), eventuell mit verkalkenden Fettgewebsnekrosen. Die *Gelenke* sind überstreckbar, oft luxierbar; habituelle Luxationen (Schulter, Patella), kongenitale Hüftluxationen und Klumpfüße sind möglich; außerdem sekundär rezidivierende Distorsionen und Gelenkergüsse, vorzeitige Arthroseneigung (Knie- und Kiefergelenk!), periphere Neuropathien; weiterhin schwaches Fußgewölbe (Knick- und Plattfuß), charakteristischer Händedruck („wie ein Wildlederbeutel voller Knöchelchen") und das zwar unspezifische Gorlin-Zeichen: die Zungenspitze kann die Nasenspitze berühren. *Muskelhypotonie* mit verzögerter grobmotorischer Entwicklung ist recht häufig. Zeichen der *inneren Organe*: Leistenhernien, Zwerchfellrelaxatio, bei Belastung schmerzhafte Fettherniationen durch die Faszien besonders am inneren Fußgewölbe; Rektal- und Uterusprolaps; Blasendivertikel, Reflux und Niereninsuffizienz; Frühgeburtlichkeit wegen Zervixinsuffizienz oder vorzeitigem Blasensprung, falls der Fetus befallen ist; Refraktionsanomalien.

Diagnose: Die Diagnose erfolgt klinisch und kann gelegentlich durch biochemische und molekulargenetische Analysen erhärtet werden; die elektronenmikroskopische Untersuchung einer Hautbiopsie zeigt charakteristische Veränderungen der Kollagenfibrillen („Blumenkohlfasern"). Die Diagnose im Kleinkindesalter ist oft schwierig, da die Hyperelastizität der Haut durch den „Babyspeck" kaschiert wird und eine pathologische Gelenküberstreckbarkeit von der physiologischen schwierig zu unterscheiden ist.

Differentialdiagnose: *Muskelhypotonie*: neuromuskuläre Störungen; *Hautlaxität bzw. Überstreckbarkeit*: Cutis-laxa-Syndrome, Gerodermia hereditaria osteodysplastica, Menkes-Syndrom, Noonan-Syndrom; *abnorme Blutungsneigung, Verletzlichkeit und verzögerte Wundheilung*: Kindesmisshandlung (!), Gerinnungs- und Thrombozytenfunktionsstörungen, Faktor-XIII-Mangel, Dysfibrinogenämie; *Gelenküberstreckbarkeit*: Marfan-Syndrom, Larsen-Syndrom, gewisse Formen der Osteogenesis imperfecta.

Therapie und Prophylaxe: *Hautfragilität*: im Kindesalter Schutz von Gesicht und Schienbeinen vor Traumata mit Helm und Beinschienen; Anfrischen der Wundränder und optimale Adaptation mit feinsten atraumatischen Fäden und Pflastern, die länger als üblich belassen werden sollen. *Hypotonie*: Physiotherapie zur Kräftigung der Muskulatur. *Gelenke*: Stützverbände, eventuell hohe Schuhe und Schienen, symptomatische Behandlung bei Distorsionen und Gelenkergüssen, allenfalls Arthrodesen; operative Korrektur von habituellen Luxationen. *Genetische Beratung*: Aufklärung über Wiederholungsrisiko, klinische Variabilität und Möglichkeiten der pränatalen Diagnose.

1.2 Hypermobile Form des Ehlers-Danlos-Syndroms (EDS Typ III)

Ätiologie und Pathogenese bei dieser dominant vererbbaren Form sind unbekannt. Die Gelenke sind generell überstreckbar, die

Haut überdehnbar, jedoch nicht fragil wie bei allen anderen EDS-Typen. Rasche körperliche Ermüdbarkeit und diffuse Schmerzen herrschen vor. Die Abgrenzung gegen das marfanoide und familiäre Hypermobilitätssyndrom mag willkürlich sein. Eine seltene Ursache von EDS Typ III ist der autosomal-rezessive Tenascin-X Mangel (*TNX*-Gen auf Chromosom 6q21.3).

1.3 Vaskuläre Form des Ehlers-Danlos-Syndroms (EDS Typ IV)

Ätiologie und Pathogenese: Kollagen Typ III besteht aus drei α1(III)-Ketten und kommt in Haut, Arterien, Darm, Lungen und Uterus vor. Mutationen im *COL3A1*-Gen (Chromosom 2q31) führen zum qualitativen und quantitativen Mangel an Kollagen Typ III und somit zur Fragilität dieser Organe.

Klinische Zeichen und Befunde, Verlauf und Prognose: Die Haut ist im Gegensatz zu allen anderen EDS-Formen nicht überstreckbar, sondern eher straff und dünn, mit gut sichtbarem venösem Netz (besonders auffällig über dem Thorax, s. Abb. 1.1g) und ausgeprägter Suffusionsneigung; Hände und Füße sehen älter aus (Akrogerie); die Überstreckbarkeit ist auf die kleinen Gelenke beschränkt; die Gesichtszüge sind oft charakteristisch (Abb. 1.1e) mit straffer Haut und jünger wirkendem Ausdruck (bei Erwachsenen wie nach einem Facelifting), spitzer Nase, schmalen Lippen, eingefallenen Wangen, groß wirkenden Augen, sich derb anfühlenden Ohrmuscheln mit oft fehlendem freiem Ohrläppchen; zudem Neigung zu Alopezie. Lebensgefährliche Komplikationen sind spontane Rupturen von Arterien mit oder ohne vorbestehenden Aneurysmen, Darm oder Uterus (in der Spätschwangerschaft, peripartal, aber auch erst im Wochenbett) und rezidivierender (Hämato-)Pneumothorax. Die mittlere Lebenserwartung beträgt bei Frauen und Männern circa 48 Jahre.

Diagnose: Nachweis von strukturabnormem Kollagen Typ III in der Fibroblastenkultur und/oder Identifikation der Mutation, die in der Regel in jeder Familie verschieden ist; die Kenntnis der Mutation hat kaum prädiktiven Wert. Die Diagnose im Kleinkindesalter ist schwierig, wenn keine suggestive Familienanamnese besteht.

Differentialdiagnose: Andere Formen der Blutungsneigung (Koagulopathien) und andere Typen des EDS; cave: Kindesmisshandlung!

Therapie und Prophylaxe: Blutungen retroperitoneal oder interstitiell möglichst konservativ, intraabdominal und -thorakal dagegen rasch chirurgisch angehen; Vermeidung von Angiographien (Gefäßruptur) und Medikamenten, die mit Gerinnung oder Plättchenfunktion interferieren (Lebensgefahr!); bei Kolonrupturen subtotale Kolektomie; Überwachung von Schwangerschaft und geplante Geburt im Zentrum. Vermeidung von Husten, Obstipation, schwerer isometrischer Belastung sowie von Kontaktsportarten und Leistungssport. Ein Notfallausweis ist empfehlenswert.

1.4 Kyphoskoliotische Form des Ehlers-Danlos-Syndoms (EDS Typ VI)

Ätiologie und Pathogenese: Die Kollagenlysylhydroxylase (*PLOD1*-Gen auf Chromosom 1p36–p36.2) ist inaktiv, dadurch bleibt die Quervernetzung der Kollagenmoleküle unzureichend. Heterozygote Genträger haben intermediäre Enzymaktivität und sind gesund.

Klinische Zeichen und Befunde und Verlauf: Ausgeprägte Muskelhypotonie im Säuglings- und Kleinkindesalter (Floppy infant) mit früh beginnender, schwerer, progredienter Kyphoskoliose (Abb. 1.1g) und hyperelastischer, fragiler Haut sind pathognomonisch. Dazu kommen marfanoider Habitus und Osteoporose, Mikrocornea und Ruptur des Augenbulbus nach inadäquatem Trauma. Die Lebenserwartung ist durch spontane Arterienrupturen, Lungeninsuffizienz und Cor pulmonale deutlich vermindert.

Diagnose: Bestätigung der klinischen Vermutungsdiagnose durch abnorm hohes Verhältnis von Deoxypyridinolin zu Pyridinolin (Kollagenquervernetzungsprodukte) im Urin, verminderten Hydroxylysingehalt der Dermis, reduzierte Enzymaktivität in Fibroblasten oder durch direkten Mutationsnachweis im *PLOD1*-Gen.

Differentialdiagnose: Im Kleinkindesalter neuromuskuläre Störungen; weiterhin andere Formen des EDS, besonders des EDS VIB (= Pseudo-EDS VI), Marfan-Syndrom, Brittle-Cornea-Syndrom.

Therapie: Kausale Therapie oder biochemische Beeinflussung (u. a. Vitamin C) sind bisher nicht möglich: Konservative oder chirurgisch orthopädische Maßnahmen der Kyphoskoliose sind anspruchsvoll und oft wenig erfolgreich.

1.5 Arthrochalasis (EDS Typen VIIA und VIIB) und Dermatosparaxis (EDS Typ VIIC)

Ätiologie und Pathogenese: Bei den EDS-Typen VIIA und VIIB kommt es durch Mutationen in den *COL1A1*- bzw. *COL1A2*-Genen (Chromosomen 17q21.31–q22 bzw. 7q22.1) zur Deletion des N-terminalen Telopeptides der α(I)- bzw. α2(I)-Kette von Kollagen Typ I; beim Typ VIIC hingegen resultiert die fehlende N-Proteinaseaktivität in einer Persistenz des N-terminalen globulären Peptides; in beiden Fällen sind Kollagenfibrillenbildung und -quervernetzung gestört und führen zu charakteristischen Veränderungen im Elektronenmikroskop.

Klinische Symptome: Beidseitige kongenitale Hüftluxation und extreme Gelenküberstreckbarkeit (Abb. 1.1h, i); mäßige Hyperelastizität und Fragilität der Haut; Osteopenie und gelegentlich pathologische Frakturen. Bei der Dermatosparaxis sind die Gelenke mäßig überstreckbar, die Haut aber ist zerreißlich (= „sparaxis") und locker, zudem bestehen zusätzliche Zeichen wie Mikrognathie, geschwollene Augenlider, weite große Fontanelle und große Nabelhernie.

Diagnose: Nachweis von abnormen α-Ketten direkt aus Hautbiopsie oder Fibroblastenkultur und/oder der Mutation in den entsprechenden Genen. Die pränatale Diagnose ist möglich.

Differentialdiagnose: Larsen-Syndrom, schwere Ausprägung eines EDS Typ III.

Therapie: Konservativ oder chirurgisch-orthopädische Maßnahmen, besonders an Hüfte und Knie.

8　1. Das Ehlers-Danlos-Syndrom

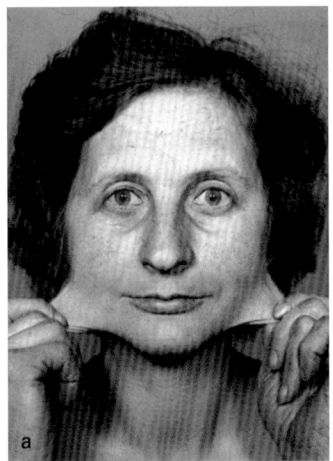
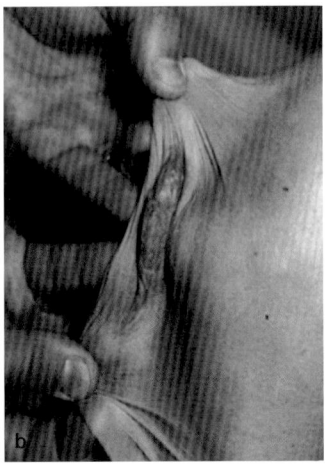
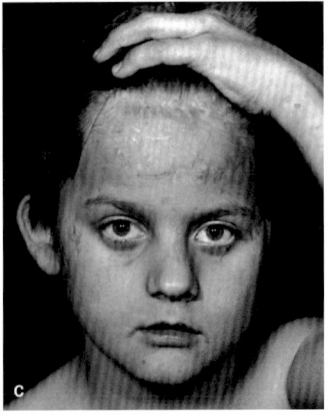
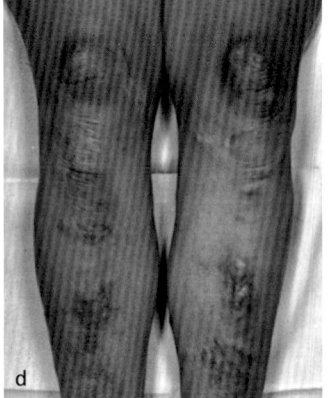

Abb. 1.1: a–d

1.5 Arthrochalasis und Dermatosparaxis

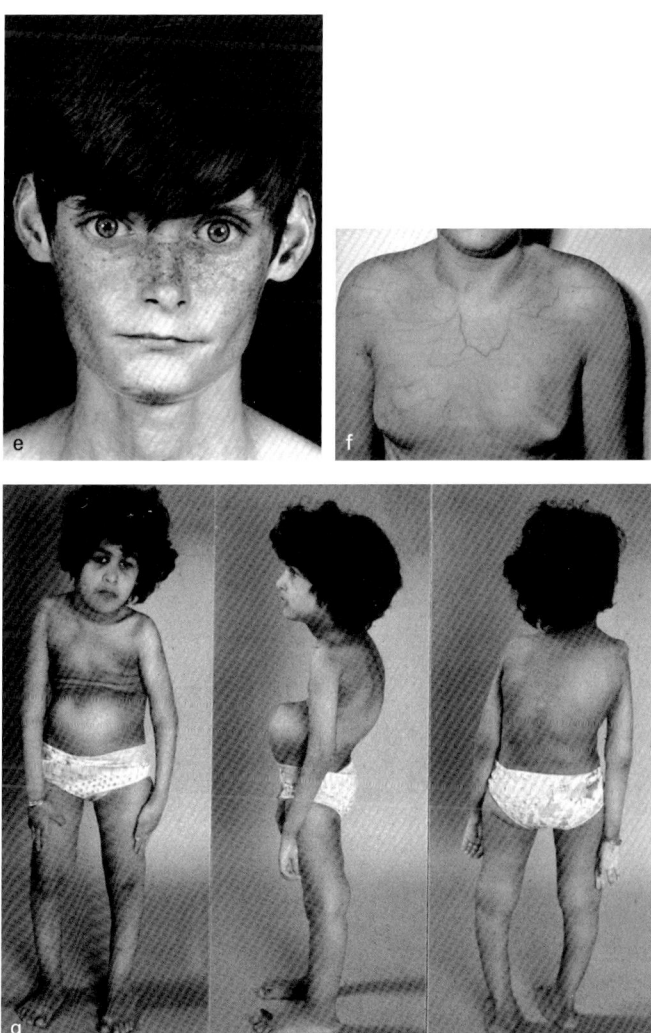

Abb. 1.1: e–g

10   1. Das Ehlers-Danlos-Syndrom

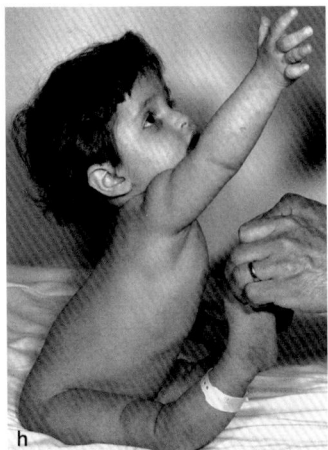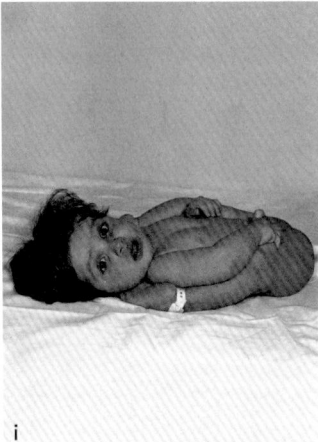

Abb. 1.1: Verschiedene Formen des EDS. **a, b, d:** EDS I (43jährige Frau): hyperelastische Haut im Gesicht, überdehnbare, wammenartige Haut mit molluskoiden Pseudotumoren über den Ellbogen, hypertrophe und atrophe hämosiderotische Narben über den Schienbeinen und Fußdeformitäten. **c:** EDS I (ihr 12-jähriger Sohn): ausgedehnte Narben im Gesicht von Bagatelltraumata im Kleinkindes-Alter. **e:** EDS IV (14-jährig): Charakteristische Gesichtszüge mit straffer Haut, spitzer und schmal geschnittener Nase, schmalen Lippen, eingefallenen Wangen, groß wirkenden Augen und fehlenden Ohrläppchen. **f:** EDS IV (12-jährig): dünne Haut mit gut sichtbarem Venennetz. **g:** EDS VI (5 1/2-jährig): Kyphoskoliose, Muskelhypotonie, marfanoider Habitus, Dislokation der rechten Schulter, Plattfüße, Mikrocornea. **h, i:** EDS VIIB (1-jährig): Subluxation beider Knie, thorakolumbale Kyphose und kongenitale Hüftluxation beidseitig.

Literatur

Beighton P, De Paepe A, Steinmann B, Tsipouras P, Wenstrup RJ (1998). Ehlers-Danlos syndrome: Revised nosology. Villefranche, 1997: Am J Med Genet 77: 31–37.

McKusick VA (1998). Mendelian inheritance in man: Catalogs of human genes and genetic disorders, 12th ed. Johns Hopkins University Press, Balitmore, oder: Online Mendelian Inheritance in Man (OMIM), http://www.ncbi.nlm.nih.gov/entrez/query.fcgi?db_OMIM

Royce PM, Steinmann B. Connective tissue and its heritable disorders: molecular, genetic, and medical aspects, 2nd ed. New York: Wiley-Liss, 2002: 431–523.

Steinmann B, Superti-Furga A (2007). Genetische Bindegewebskrankheiten. In: Pädiatrie, Grundlagen und Praxis, 3. Auflage, (Eds. MJ Lentze, J Schaub, FJ Schulte, J Spranger). Springer Berlin, pp. 1645–1654.

2. Morphologische Grundlagen erblicher Bindegewebserkrankungen

Ingrid Haußer

Das Bindegewebe ist ein Grundgewebe und leitet sich vom embryonalen Mesoderm ab. Es dient überall im Körper als Stütz- und Strukturgewebe. Erbliche Bindegewebserkrankungen betreffen daher meist eine Reihe von Organsystemen, darunter das Skelett, die Augen, das kardiovaskuläre System, die Lunge, die Haut und das zentrale Nervensystem, und zwar oft in unterschiedlicher Ausprägung. Die Hauptbestandteile des Bindegewebes oder der sogenannten extrazellulären Matrix (ECM) sind Kollagene, die wiederum mehr als 20 verschiedene Typen umfassen, elastische Fasern aus hauptsächlich Elastin und elastischen Mikrofibrillen, außerdem Grundsubstanzmoleküle wie Glykoproteine, Glykosaminoglykane und Proteoglykane. Davon sind vor allem Kollagenfibrillen und elastische Fasern zugänglich für eine morphologische Begutachtung. Die ECM der Haut stellt ein interaktives Gefüge von strukturellen und makromolekularen Bestandteilen dar, wie es prinzipiell für alle Bindegewebe des Körpers typisch ist, jedoch in spezifischer Zusammensetzung, die ihrer Funktion angepasst ist; sie tritt mit vielen Faktoren in Wechselwirkung, die in den Metabolismus des Gewebes eingreifen können, darunter die äußeren Umwelteinflüsse, die intradermale Umgebung wie Haarfollikel, Schweißdrüsen, Nerven, Gefäße, Zellen und Mediatoren, und sie steht außerdem in Abhängigkeit vom genetischen Hintergrund. Sie bietet sich zur Untersuchung bei entsprechenden Konditionen an, da die Dermis, im Gegensatz zu beispielsweise ECM-Material aus Sehnen, Bändern oder großen Gefäßen leicht zugänglich ist und es bereits gute Untersuchungen zur Morphologie von normalem dermalem Bindegewebe gibt.

Notwendige Voraussetzungen für die morphologische Beurteilung von dermalem Bindegewebe sind Hautbiopsate von guter Qualität; zu bevorzugen sind nach unserer Erfahrung ellipsoide Messerbiopsen von nicht weniger als 0,5 cm Länge; sie müssen bis zum subkutanen Fett reichen, damit die gesamte Länge der Dermis zur Verfügung steht; auch die Dermislänge kann ein diagnostisches Zeichen sein. Sinnvoll sind Biopsate aus standardisierten Körperregionen; besonders geeignet ist die Oberarm-Außenseite, wenige Zentimeter über dem Ellenbogen, falls nicht besondere Läsionen untersucht werden sollen oder Prädilektionsstellen bestehen, wie z. B. bei PXE.

Lichtmikroskopisch besteht die circa 2 bis 4 mm lange Dermis aus Bindegewebe, darin eingebettet sind Anhangsgebilde, Nerven, Gefäße und wenige Zellen. Die ECM setzt sich vor allem aus Kollagenbündeln und gleichmäßig dazwischen eingestreuten elastischen Fasern zusammen. In der oberen papillären Dermis sind die Kollagenbündel relativ klein und unregelmäßig strukturiert, in der mittleren und unteren retikulären Dermis sind sie kompakt und regelmäßig erheblich größer. Zu beachten sind altersbedingte Veränderungen: So kann die Dermis von Neugeborenen noch erheblich kürzer sein; in höherem Alter (>40 Jahre) nimmt der Gehalt an Kollagen zugunsten dem von elastischen Fasern kontinuierlich ab. In der papillären Dermis findet sich an elastischen Fasern bei entsprechender Exposition eine aktinische Elastose (Lichtschäden).

Zur **elektronenmikroskopischen** Untersuchung eignet sich aufgrund des normalen Aufbaus besonders die retikuläre/mittlere Dermis. Normale Kollagenbündel bestehen aus zu kompakten Bündeln geordneten Kollageneinzelfibrillen; diese haben im Querschnitt einheitliche Kaliber und fast kreisrunde, glatte Umrisse (Abb. 2.1a). Fibrillenlängsschnitte zeigen eine für fibrilläre Kollagene charakteristische Querstreifung (Abb. 2.1b). Zu beachten ist, dass jede Fibrille an sich wiederum aus einer Reihe von Kollagentypen besteht. Zwischen den Kollagenbündeln liegen regelmäßig eingebettet elastische Fasern in Form von amorphen Strukturen aus homogenem, teilweise geflecktem Material, das die Elastinkomponente darstellt; Elastin ist eingelagert in ein Gerüstnetzwerk aus elastischen Mikrofibrillen, die am Rand der Faser zu erkennen sind (Abb. 2.1c). Elastin ist die eigentliche elastische Komponente, ein Molekül mit „molekularem Gedächtnis", das nach mechanischer Verformung, wie z. B. bei einer Bewegung, wieder in die Originalform zurückkehrt.

Besonders eindrucksvolle Beispiele für **erbliche Bindegewebserkrankungen mit ultrastrukturellen Markern** sind das Ehlers-Danlos-Syndrom, das Veränderungen am Kollagen aufweist, Cutis laxa mit Rarefizierung von elastischem Material und Pseudoxanthoma elasticum, das durch Kalkeinlagerungen in elastisches Material charakterisiert ist, aber auch Kollagenveränderungen zeigt.

Das **Ehlers-Danlos-Syndrom** umfasst eine Gruppe von Erkrankungen, die sich hauptsächlich durch Symptome an der Haut (überdehnbar/hyperelastisch, weich und samtig; gestörte Wundheilung mit überschießenden, hypertrophen oder pseudomolluskoiden oder sehr dünnen, zigarettenpapierartigen Narben), Gelenken (überstreckbar/hypermobil, häufige Luxationen, Ergüsse, Schmerzen) und Gefäßen („Fragilität", spontane Hämatome, neurovaskuläre Ereignisse) manifestieren. Die bisher identifizierten Typen beruhen auf Mutationen in Genen für die Synthese eines Kollagens oder eines Enzyms, das für die Kollagenfibrillenbildung notwendig ist.

Auf lichtmikroskopischer Ebene gibt es bei den meisten Typen in vielen Fällen keine auffälligen Abweichungen. In der histopathologischen Untersuchung ist das dermale Bindegewebe bei klassischem EDS (früher Typ I/II) typischerweise locker gepackt, die Kollagenbündel sind von deutlich variabler Größe, die Länge der Dermis kann deutlich kürzer, aber auch sehr lang sein. Beim vaskulären Typ IV ist eine kurze Dermis mit lockerem Bindegewebe, relativ kleinen Kollagenbündeln und deutlich erhöhtem Gehalt an elastischem Material charakteristisch. In vielen Fällen sowie auch beim hypermobilen Typ III ergeben sich lichtmikroskopisch keine aussagekräftigen Veränderungen. Auf elektronenmikroskopischer Ebene präsentieren sich jedoch bei einer Reihe von EDS-Typen differenzielle Veränderungen am Kollagen, die, in Kombination mit der klinischen Symptomatik, zur Klassifikation und Diagnosestellung beitragen. Beim klassischen Typ finden sich regelmäßig zahlreiche aberrante Kollageneinzelfibrillen, sogenannte „composite fibrils" mit „flower-like" Umrissen der Querschnitte und unterschiedlichen, oft sehr großen Kalibern in den Kollagenbündeln (Abb. 2.2a). In manchen Bündeln ist die normalerweise sehr geordnete Packung der Fibrillen deutlich gestört und sie bilden völlig

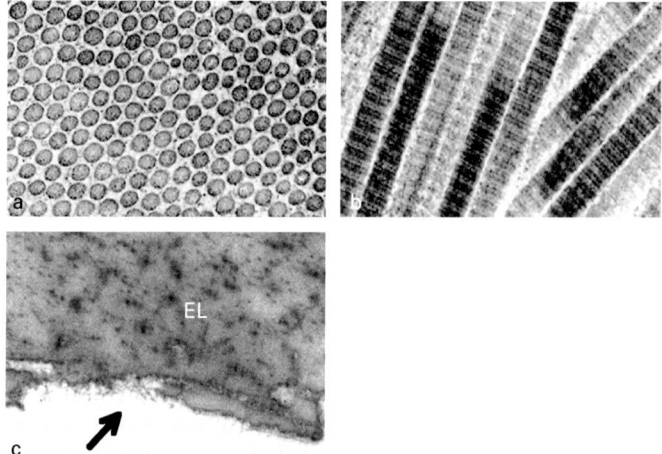

Abb. 2.1 a: Ultrastruktur von Komponenten des normalen dermalen Bindegewebes. Querschnitte von Kollageneinzelfibrillen in kompakten Bündeln; × 32 000. **b:** Längsschnitte von Kollagenfibrillen mit charakteristischer Querstreifung; × 32 000. **c:** elastische Faser; die amorphe Elastinkomponente (EL) ist eingelagert in ein Gerüst aus elastischen Mikrofibrillen (Pfeile); × 30 000.

chaotisch aggregierte Bereiche, in denen kaum noch Einzelfibrillen und deren Ausrichtung zu erkennen sind. Im Längsschnitt der Fibrillen bleibt die charakteristische Querstreifung erhalten (Abb. 2.2b). Beim hypermobilen Typ gibt es regelmäßig einzelne bis mehrerer solcher aberranter Fibrillen innerhalb ansonsten unauffälliger Bündel. Beim vaskulären Typ sind die Bündel oft relativ klein, in sich locker gepackt, und die Einzelfibrillen zeigen deutliche Kaliberschwankungen und teilweise unregelmäßige Umrisse der Querschnitte (Abb. 2.2c). Die elastischen Fasern sind prominent, oft mit Verzweigungen. Charakteristisch für eine Arthrochalasis/Typ VIIA sind generell veränderte Kollagenfibrillen mit unregelmäßigen, „engelartigen" Konturen der Querschnitte und eingestreuten „composite fibrils" von deutlich vergrößerten Kalibern (Abb. 2.2d).

2. Morphologische Grundlagen

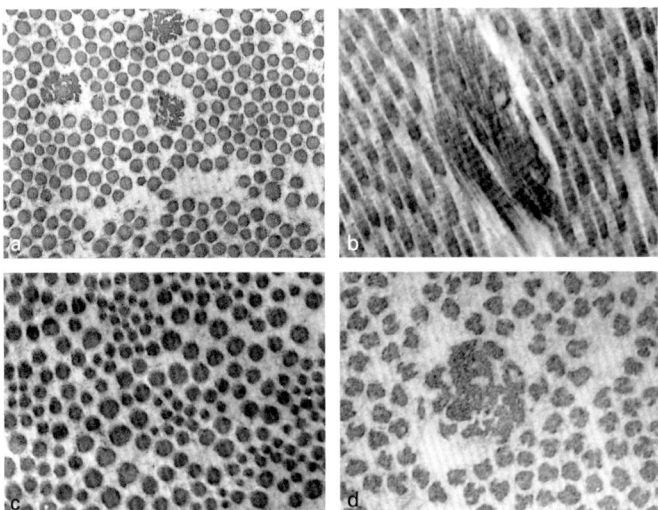

Abb. 2.2: Beispiele für ultrastrukturelle Veränderungen am Kollagen bei Ehlers-Danlos-Syndrom. **a:** EDS klassischer Typ; viele Einzelfibrillen sind im Querschnitt nicht kreisrund, sondern zeigen Formen mit unregelmäßig ausgefransten Umrissen; × 25 000; **b:** EDS, klassischer Typ; die Längsschnitte aberranter, stark verdickter und verdrillter Fibrillen weisen jedoch das charakteristische normale Querstreifungsmuster auf; × 28 000; **c:** EDS, vaskulärer Typ; die Fibrillenquerschnitte haben stark variierende Kaliber; × 28 000; **d:** EDS, Typ VIIA/Arthrochalasis; die Fibrillenquerschnitte sind alle stark verändert. × 35 000.

Die Dermatosparaxis/Typ VIIC zeigt durchweg „hieroglyphenartige" Kollagenfibrillen, anhand derer dieser Typ eindeutig zu diagnostizieren ist.

Cutis laxa und verwandte Progeriesyndrome umfassen ebenfalls mehrere Erkrankungen, die sich durch stehende Hautfalten, also unelastische Haut, auszeichnen, die jedoch gut heilt; die Patienten haben oft eine charakteristische Fazies („Trauergesicht") und weisen, je nach Krankheitstyp, eine variable systemische Beteiligung auf (z. B. Lungenemphysem). Bisher bekannte Defekte fanden sich in Genen für Elastin und anderen Bestandteilen elastischer Fasern wie Fibulin 5.

Cutis laxa-ähnliche Konditionen zeichnen sich prinzipiell durch eine deutliche Rarefizierung von elastischem Material aus, die meist bereits lichtmikroskopisch auffällt. Bei höheren Vergrößerungen im Elektronenmikroskop lassen sich unterschiedliche Veränderungen unterscheiden: die elastischen Fasern sind sehr klein und bestehen nur noch aus minimalen Fasern, der Aufbau der Fasern an sich ist jedoch regelrecht (Abb. 2.3a); oder der Zusammenbau aus elastischen Mikrofibrillen und Elastin ist gestört und die jeweiligen Komponenten liegen getrennt voneinander in direkter Nachbarschaft, oder zusammen, aber nicht regelrecht assoziiert vor (Abb. 2.3b).

Bei einer autosomal-dominanten late-onset-Form von Cutis laxa kommt es zur Degeneration von elastischen Fasern, die zunehmend ein elektronendichteres, granulär verändertes Aussehen annehmen und von Makrophagen umgeben sind. Anetodermie oder Middermal Elastolysis ist eine Variante, die lokalisiert im mittleren Lebensalter auftritt; die Rarefizierung umfasst nur mittlere dermale Lagen in läsionalen Bereichen und beruht vermutlich auf (altersbedingten?) Degenerationsprozessen. Einen ebenfalls komplizierten Pathomechanismus zeigen Progeriesyndrome, die mit Cutis laxa assoziiert sind.

Pseudoxanthoma elasticum (PXE) ist eine erbliche Systemerkrankung vor allem des elastischen Gewebes mit typischen

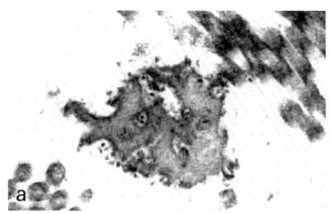 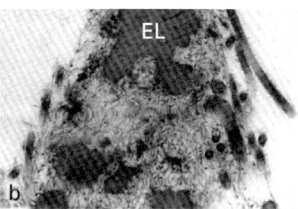

Abb. 2.3: Beispiele für ultrastrukturelle Veränderungen bei Cutis laxa. **a:** wenige sehr kleine elastische Fasern (E); × 30 000; **b:** anomaler Aufbau: zu wenig Elastin (EL) im Gerüst aus Mikrofibrillen; × 28 000.

gelblichen Papeln (Pseudoxanthomen) an der Haut im Hals/Nackenbereich, umbilikal und in Kniekehlen und Ellenbeugen, „angioid streaks" im Augenhintergrund (brüchige Bruch's Membran) und anderen chorioretinalen Veränderungen am Auge, sowie Gefäßbeteiligung in Form von Hypertonie, Durchblutungsstörungen und gastrointestinalen Blutungen. PXE beruht auf Mutationen im Gen für ABCC6, ein Transporterprotein.

Ultrastrukturelle Veränderungen manifestieren sich als elektronendichte Ablagerungen in der Elastinkomponente elastischer Fasern in der Dermis entsprechender Läsionen (Abb. 2.4); sie stellen Einlagerungen von anorganischen Ionen, insbesondere Calciumapatit dar und sind so hart, dass sie nach der Präparation sogar herausbrechen können. Kollagenbündel in direkter Nachbarschaft zu derartig veränderten elastischen Fasern enthalten ultrastrukturell veränderte Kollagenfibrillen. Noch nicht verstanden ist, wie Mutationen im Gen von ABCC6, das vor allem in Leber und Nieren, kaum oder nicht in Zellen des dermalen Bindegewebes exprimiert wird, zu diesen Veränderungen und damit zur Pathogenese führen.

Diese drei beschriebenen seltenen Krankheitsgruppen können klinische Überlappungen aufweisen, was die Zuordnung dann erheblich erschwert. Das morphologische Bild, kombiniert mit der klinischen Symptomatik, kann wichtige und oft entscheidende

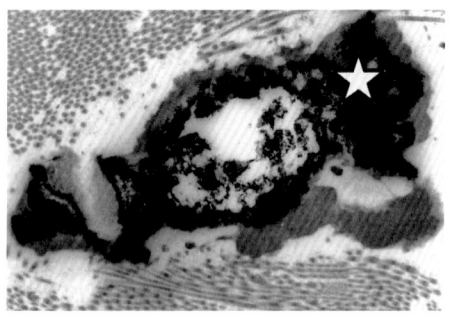

Abb. 2.4: Ultrastrukturelle Veränderungen bei PXE: Kalkeinlagerungen (Stern) in der Elastinkomponente; aberrante Kollagenfibrillen (Pfeile) in benachbarten Bündeln; × 15 000.

2. Morphologische Grundlagen

Hinweise zur Diagnostik und Klassifikation der Entität liefern. In über 1500 in unserem Labor untersuchten Biopsaten von Patienten mit Verdacht auf eine seltene erbliche Störung des Bindegewebes konnte eine bessere Beschreibung des Einzelfalls beziehungsweise der Familie erfolgen, sowie eine „Vorsortierung" in Bezug auf weitergehende teure molekulargenetische Untersuchungen, indem Kandidatengene bestimmt beziehungsweise ausgeschlossen werden können. Damit führten diese Arbeiten auch zur Einsparungen im Gesundheitswesen durch das systematische diagnostische Procedere. Außerdem liefern subzelluläre Untersuchungen die Möglichkeit von Phänotyp-Genotyp-Korrelationen, und gerade die intensive Beschäftigung mit diesen seltenen Veränderungen führen oft zu neuen bahnbrechenden Erkenntnissen über reguläre Lebensvorgänge, wie z. B. Alterungsprozesse, und bieten die Möglichkeiten zur Evaluierung möglicher zukünftiger Therapieansätze.

Literatur

Capell BC, Tlougan BE, Orlow SJ. From the rarest to the most common: insights from progeroid syndromes into skin cancer and aging. J Invest Dermatol. 2009; 129: 2340–2350.

Graul-Neumann LM, Hausser I, Essayie M, Rauch A, Kraus C. Highly variable cutis laxa resulting from a dominant splicing mutation of elastin gene. Am J Med Genet 2008; 146A: 977–983.

Haußer I. Hereditäre Bindegewebeserkrankungen: Derma-Net-Online.de Kap. 7.2. Wiesbaden: BBS-Verlag, 2007.

Hausser I, Anton-Lamprecht I. Differential ultrastructural aberrations of collagen fibrils in Ehlers-Danlos syndrome types I-IV as a means of diagnostics and classification. Hum Genet 1994; 93: 72–79.

Hu Q, Reymond JL, Pinel N, Zabot MT, Urban Z. Inflammatory destruction of elastic fibers in acquired cutis laxa is associated with missense alleles in the elastin and fibulin 5 genes. J Invest Dermatol 2005, 126. 283–290.

Kineston DP, Xia Y, Turiansky GW. Anetoderma: a case report and review of the literature. Cutis 2008; 81: 501–506.

Li Q, Jiang Q, Pfendner E, Varadi A, Uitto J. Pseudoxanthoma elasticum: clinical phenotypes, molecular genetics and putative pathomechanisms. Exp Dermatol. 2009; 18: 1–11.

Proske S, Hartschuh W, Enk A, Hausser I. Ehlers-Danlos-Syndrom – 20 Jahre Erfahrungen in Diagnostik und Klassifikation an der Universitäts-Hautklinik Heidelberg. J Dtsch Dermatol Ges 2006; 4: 308–318.

Royce PM, Steinmann B, editors. Connective tissue and its heritable disorders. New York: Wiley-Liss, 2002.

3. Molekulargenetische Diagnostik beim Ehlers-Danlos-Syndrom

Karin Mayer

3.1 Einteilung

Ehlers-Danlos-Syndrom (EDS) ist eine klinisch und genetisch heterogene Gruppe von Erkrankungen des Bindegewebes, die auf verschiedene Defekte des Kollagenstoffwechsels zurückzuführen ist. Auf der Grundlage von klinischen, biochemischen und molekulargenetischen Daten sowie der Vererbung (autosomal- dominant, rezessiv oder X-chromosomal) kann EDS in elf Unterformen eingeteilt werden. Nach der vereinfachten Villefranche-Klassifikation von 1997 werden diese wiederum in sechs Haupt-Typen (**I/II, III, IV, VI, VIIA/B, VIIC**) unterteilt (Beighton et al., 1998).

Mittlerweile konnten bei verschiedenen EDS-Typen Veränderungen in Kollagenen und in Proteinen, die am Kollagenstoffwechsel beteiligt sind, identifiziert werden. Die Ursache dafür sind genetische Veränderungen (Mutationen) in den entsprechenden Genen, in denen die Information für die Synthese der jeweiligen Kollagene und Proteine gespeichert ist. Trotzdem sind die genetischen Ursachen bisher noch nicht für alle EDS-Typen bekannt und somit nur zum Teil einer molekulargenetischen Diagnostik zugänglich.

3.2 Bindegewebe und Kollagen

Bindegewebe beschreibt die Matrix und die damit verbundenen Zellen, die die physikalische Grundlage für Gewebe bzw. den Bereich unterhalb der Dermis, sowie Knorpel und Knochen bilden. Es setzt sich aus einem Gemisch von Zellen und Molekülen der extrazellulären Matrix zusammen.

Die **extrazelluläre Matrix** ist ein Netzwerk aus Proteinen (Eiweißen), Polysacchariden (Zuckern), und Glykoproteinen (Eiweiße mit Zuckerresten), die von den Zellen selbst gebildet und ausgeschieden werden. Das Bindegewebe verleiht dem Organismus Organismen seine Festigkeit und Form. Zwei Bestandteile erfüllen die Erfordernisse der Struktur der extrazellulären Matrix: unlösliche Fasern, die die notwendige Zugfestigkeit verleihen, und dieses Fasernetzwerk durchziehende Proteinkomplexe, die die Wanderung von kleinen Molekülen in und aus dem Gewebe erlauben. Die Fasern bestehen in der Regel aus Kollagen, während die löslichen Komplexe zwischen den Fasern Proteoglykane und Glykoproteine sind.

Kollagen stellt die im menschlichen Körper am häufigsten vorkommende Proteinfamilie dar. Kollagen findet sich in unterschiedlicher Zusammensetzung in Knochen, Haut, Sehnen und Bändern, Blutgefäßen, inneren Organen, Hornhaut und Lederhaut des Auges. Die Information der mehr als 19 verschiedenen, gewebespezifisch vorkommenden Kollagen-Typen ist in mehr als 35 Genen festgelegt. Kollagene bestehen aus drei, zu einer Tripel-Helix verdrillten Einzelketten. Die Kollagen-Biosynthese in der Zelle und der extrazellulären Matrix findet in mehreren Schritten statt: Synthese der Kollagen-Einzelketten, Anhängen von OH-Ketten (Hydroxylierung) an die Aminosäuren (Eiweißbausteine) Prolin- und Lysin in den Kollagen-Ketten, Anhängen von Zuckern (Glykosylierung), Zusammenlagerung von drei Kollagen-Einzelketten zu einer Tripel-Helix, Abspaltung der nicht in der Tripel-Helix zusammengelagerten Enden (N- und C-terminalen Propeptide) der Kollagenketten, und Stabilisierung der einzelnen Kollagene in Fibrillen durch Vernetzung.

Bei den sechs EDS-Haupttypen sind bisher verschiedene Defekte auf den unterschiedlichen Stufen der Kollagen-Biosynthese bekannt (Steinmann et al., 2002). Von den 19 verschiedenen Kollagen-Typen sind bei EDS nur die Gene für die Fibrillen-bildenden Kollagene Typ I, III und V von Veränderungen betroffen. Der Prototyp Fibrillen-bildenden Kollagene ist in Abbildung 3.1 dargestellt. Störungen in anderen Kollagen-Typen führen zu vollkommen unterschiedlichen genetischen Erkrankungen. Neben Mutationen in Kollagen-Genen sind bei EDS Mutationen in Genen für Enzyme der Kollagen-Biosynthese sowie Mutationen in Genen für Glykoproteine der extrazellulären Matrix bekannt.

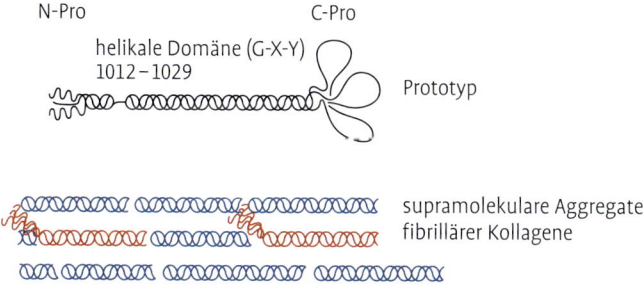

Abb. 3.1: Prototyp einer Tripel-Helix Fibrillen-bildender Kollagene und deren Zusammenlagerung zu supramolekularen Aggregaten.

3.3 Genetische Ursachen der sechs Haupt-EDS-Typen

Für folgende EDS-Typen sind die der Erkrankung zugrundeliegenden genetischen Veränderungen bekannt und eine molekulargenetischen Diagnostik ist möglich:

EDS Typ I/II (klassischer Typ): Wird autosomal-dominant vererbt und ist mit 1:20000 nach dem hypermobilen EDS-Typ der am häufigsten vorkommende EDS-Typ. Der EDS Typ I **gravis** und der EDS Typ II **mitis** unterscheiden sich nur durch den Schweregrad. Die bisher bekannte genetische Ursache für EDS Typ I und II sind Mutationen im COL5A1- und COL5A2-Gen, die auf Chromosom 9q34.2–q34.3 und 2q31 lokalisiert sind und die Informationen für die α1- und α2-Kette des Typ V-Kollagens enthalten. In den meisten Geweben wie der Haut, Knochen, Sehnen, Plazenta und Hornhaut des Auges bilden jeweils zwei α1-Ketten und eine α2-Kette Typ V-Kollagen-Heterotrimere aus. Mutationen im COL5A1 wurden bisher in etwa 40% der Patienten mit klassischem EDS identifiziert, Mutationen im COL5A2 wurden bisher nur vereinzelt beschrieben. Die Mutationserfassungsrate bei EDS-Patienten, bei denen die klinische Diagnose anhand von Haupt- und Nebenkriterien eindeutig gestellt werden kann, liegt derzeit bei etwa 50% (Malfait et al., 2010). Der elektronenmikroskopische Nachweis einer charakteristisch veränderten Kollagenfibril-

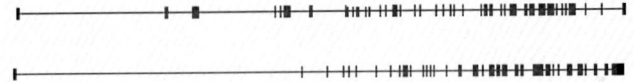

Abb. 3.2: Struktur der Gene COL5A1 und COL5A2, die jeweils aus 66 bzw. 54 Einzelabschnitten (Exons) bestehen, in denen die Information für die α1-Kette und α2-Kette des Typ V-Kollagens enthalten ist.

lenstruktur kann die klinische Diagnose unterstützen und einen Hinweis darauf geben, welche Gene verändert sind. Weitere Gene, die beim klassischen EDS-Typ verändert sind, werden zwar vermutet, sind derzeit aber nicht bekannt. 50 % aller klassischen EDS-Fälle sind familiär bedingt durch Vererbung von einem Elternteil, während 50 % auf Neumutationen zurückzuführen sind. Nachkommen eines Betroffenen haben ein 50 %iges Risiko, die Erkrankung zu erben.

EDS Typ III (hypermobiler Typ): Wird autosomal-dominant vererbt, die Häufigkeit wird ähnlich wie beim klassischen Typ auf 1:5000 bis 1:20 000 geschätzt, wobei die Erkrankung wahrscheinlich aufgrund der hohen klinischen Variabilität wesentlich häufiger und damit auch häufiger als der klassische Typ zu sein scheint. Die genetische Ursache ist bei den meisten Patienten derzeit nicht bekannt. Bei einem kleinen Anteil von Patienten mit hypermobilem EDS wurden Mutationen im TNXB-Gen identifiziert. TNXB ist auf Chromosom 6p21.3 lokalisiert und enthält die Information für Tenascin-X, einem Glykoprotein, das in der extrazellulären Matrix von Haut, Sehnen, Muskeln und Blutgefäßen enthalten ist. Patienten mit TNXB-Mutationen weisen zum Teil reduzierte Spiegel von Tenascin-X im Serum auf, zum Teil aber auch normale Tenascin-X-Spiegel, dafür Veränderungen in der Morphologie der elastischen Fasern (Zweers et al., 2005). Mutationen im Tenascin-X-Gen wurden ursprünglich bei einem rezessiv vererbten EDS-Typ identifiziert, wobei bei diesen Patienten kein Tenascin-X im Serum mehr nachweisbar ist. Eine molekulargenetische Analyse des TNXB-Gens bei EDS Typ III ist als Routinediagnostik derzeit nur begrenzt verfügbar, da nur in etwa 5 % der

Patienten Mutationen nachgewiesen werden können. Weitere Gene, die beim hypermobilen EDS-Typ verändert sind, werden vermutet, sind derzeit aber nicht bekannt. Nachkommen eines Betroffenen mit hypermobilem EDS-Typ haben ein 50%iges Risiko, die Erkrankung zu erben. Die meisten Betroffenen mit hypermobilem EDS haben eine positive Familienanamnese. Durch die klinische Variabilität und den hohen geschätzten Anteil an nicht-diagnostizierten Fällen ist das Verhältnis zwischen familiären und sporadischen Fällen unklar.

EDS Typ IV (vaskulärer Typ): Wird autosomal-dominant vererbt, die geschätzte Häufigkeit wird mit 1:50000 angegeben. Die genetische Ursache sind Mutationen im COL3A1-Gen, das auf Chromosom 2q31 lokalisiert ist und die Information für die α1-Kette des Typ III Kollagens enthält. In den Kollagen-Fibrillen der Haut macht Typ III-Kollagen zwar nur einen geringen Anteil aus, eine massive Reduktion führt jedoch zu strukturell veränderten Fibrillen und dünner Haut. In den Wänden von Arterien und inneren Organen stellt Typ III Kollagen dagegen mit bis zu 45% einen wichtigen Bestandteil dar, so dass diese Gewebe bei EDS Typ IV besonders betroffen sind. Die klinische Diagnose kann elektronenmikroskopisch und biochemisch durch den Nachweis von strukturell verändertem Typ III-Kollagen unterstützt und durch den Nachweis einer Mutation im COL3A1-Gen gesichert werden (Germain, 2007). Die Mutationserfassungsrate bei EDS-Patienten, bei denen die klinischen Hauptkriterien der Villefranche-Klassifikation erfüllt sind, liegt bei über 90%. COL3A1 ist das einzige bekannte Gen, das bei EDS Typ IV verändert ist. 50% aller klassischen EDS-Fälle sind familiär bedingt durch Vererbung von einem Elternteil, während 50% auf Neumutationen zurückzuführen sind. Nachkommen eines Betroffenen haben ein 50%iges Risiko, die Erkrankung zu erben.

EDS Typ VI (kyphoskoliotischer-Typ): Ist sehr selten und wird autosomal-rezessiv vererbt. Die genetische Ursache für EDS Typ VIA sind Mutationen im Gen PLOD1 (Prokollagen-Lysin 2-Oxoglutarat 5-Dioxygenase 1) auf Chromosom 1p36, das die Information für das Enzym Lysylhydroxylase (LH) enthält (Giunta et al., 2005).

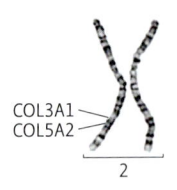

Abb. 3.3: Oben: Die Gene COL3A1 und COL5A2 sind auf dem langen Arm von Chromosom 2 direkt benachbart. Unten: Struktur des COL3A1-Gens, das aus 52 Einzelabschnitten (Exons) besteht, in denen die Information für die α1-Kette des Typ III-Kollagens enthalten ist.

Das Enzym LH hängt an die Aminosäuren Lysin innerhalb der Prokollagenketten Hydroxyl (OH)-Gruppen an und schafft damit die Voraussetzung für die Pyridinolin-Quervernetzung von Typ I und Typ III Kollagen. Dies ist wiederum Voraussetzung für die Quervernetzung der Kollagenfibrillen, die ihnen Zugfestigkeit verleiht. Das Fehlen des Enzyms LH kann auch durch ein erhöhtes Verhältnis der Quervernetzungen von Lysyl-Pyridinolin (LP) zu Hydroxylysyl-Pyrodinolin (HP) im Urin nachgewiesen werden. Bei diesem rezessiv vererbten EDS-Typ erkranken nur Personen, wenn sie von beiden Elternteilen jeweils eine veränderte Kopie des PLOD1-Gen vererbt bekommen haben. Die Eltern eines Patienten sind in der Regel heterozygote Anlageträger, das heißt sie tragen eine Mutation in einer der beiden Genkopien und sind gesund. Das Risiko dafür, dass sich die Erkrankung bei einem Geschwisterkind eines Betroffenen wiederholt, beträgt 25 %. Bei dem klinisch ähnlichen EDS Typ VIB ist das Verhältnis von LP zu HP normal, das PLOD1-Gen ist nicht verändert, die genetische Ursache ist nicht bekannt.

Abb. 3.4: bei EDS Typ VI fehlt das Enzym Lysylhydroxylase, so dass keine Hydroxylgruppen an die Kollagen-Einzelketten angehängt werden können.

Die klinische Diagnose kann bei EDS Typ VIA durch eine Urinanalyse bestätigt werden. Die molekulargenetische Routineuntersuchung ist möglich.

EDS Typ VIIA und VIIB (Arthrochalasis Typ): Wird autosomaldominant vererbt, die Häufigkeit des sehr seltenen EDS-Typs ist nicht bekannt. Die genetischen Ursachen sind Mutationen in den Kollagen-Genen COL1A1 und COL1A2 auf Chromosom 17q21.31–q22 und Chromosom 7q22.1, welche die Information für die α1- und α2-Ketten des in Knochen, Sehnen, Haut und Hornhaut vorherrschenden Typ I-Kollagens enthalten. Fast alle der bisher beschriebenen Mutationen betreffen eine bestimmte Position: Exon 6 des COL1A1-Gens (EDS Typ VIIA) bzw. Exon 6 des COL1A2-Gens (EDS Typ VIIB). Exon 6 enthält für beide α-Ketten die Erkennungsstelle zur Abspaltung der aminoterminalen Enden (N-terminalen Propeptide, N-Pro (Abb. 3.5)) bei der Reifung von Prokollagen zu Kollagen. Das Vorläufermolekül Prokollagen kann bei der Ausbildung der Kollagen-Fibrillen nicht quervernetzt werden. Diese unvollständig gereiften Prokollagen-Ketten können auch biochemisch nachgewiesen werden und führen zu einer charakteristischen Ultrastruktur in der Elektronenmikroskopie. Meist sind Mutationen im COL1A2-Gen mit einer kongenitalen Hüftluxation und anderen Gelenkinstabilitäten assoziiert. Seltener ist eine Mutation in COL1A1 die Ursache für EDS Typ VII. Da jeweils zwei α1-Ketten und eine α2-Kette ein Heterotrimer ausbilden, ist durch COL1A1-Mutationen bei EDS Typ VIIA

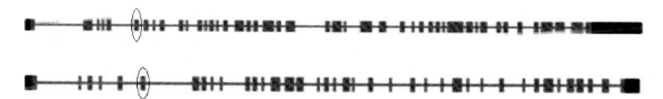

Abb. 3.5: Struktur der Gene COL1A1 und COL1A2, die jeweils aus 51 bzw. 52 Einzelabschnitten (Exons) bestehen, in denen die Information für die α1-Kette und die α2-Kette des Typ I-Kollagens enthalten ist. Mutationen im Exon 6 der beiden Gene, welche die mit einem Kreis gekennzeichnete Erkennungsstelle für die Prokollagen-N-Peptidase eliminieren, führen zu EDS Typ VIIA bzw. VIIB.

ein schwererer Phänotyp als bei EDS Typ VIIB zu erwarten. Nachkommen eines Betroffenen haben ein 50%iges Risiko, die Erkrankung zu erben.

EDS Typ VIIC (Dermatosparaxis Typ): Ist sehr selten und wird autosomal-rezessiv vererbt. Die genetische Ursache für EDS Typ VIIC sind Mutationen im ADAMTS2-Gen auf Chromosom 5q23, das die Information für das Enzym Prokollagen N-Peptidase (pNPI) enthält. Im Gegensatz zu den EDS-Typen VIIA und VIIB ist hier nicht die Erkennungsstelle, sondern das Enzym für die Abspaltung der aminoterminalen Enden (N-terminalen Propeptide, N-Pro) bei der Reifung von Prokollagen zu Kollagen defekt (Abb. 3.6). Die unvollständig gereiften Typ I Prokollagen-Ketten können auch elektronenmikroskopisch in einer Hautbiopsie nachgewiesen werden, da hier hieroglyphenartig gewundene Kollagenfibrillen charakteristisch sind (Colige et al., 2004). Bei diesem rezessiv vererbten EDS-Typ erkranken nur Personen, wenn sie von beiden Elternteilen jeweils eine veränderte Kopie des ADAMTS2-Gen bekommen haben. Die Eltern eines Patienten sind in der Regel heterozygote Anlageträger, das heißt sie tragen eine Mutation in einer der beiden Genkopien und sind gesund. Das Risiko dafür, dass sich die Erkrankung bei einem Geschwisterkind eines Betroffenen wiederholt, beträgt 25%.

Die klinische Diagnose kann bei EDS Typ VIIC durch die elektronenmikroskopische Untersuchung einer Hautbiopsie bestätigt werden. Die molekulargenetische Routineuntersuchung wird in Deutschland derzeit nicht angeboten.

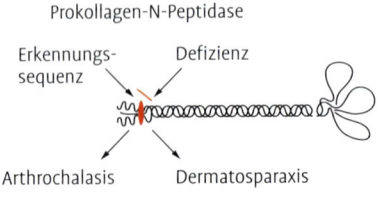

Abb. 3.6: Während bei EDS Typ VIIA und VIIB die Erkennungssequenz für die Abspaltung der N-terminalen Propeptide fehlt, wird bei EDS Typ VIIC das Enzym nicht synthetisiert.

Tab. 3.1: Wertigkeit der diagnostischen Strategien bei den sechs EDS-Haupt-Typen.

EDS Typ	klinische Untersuchung	Ultrastruktur der Dermis	Kollagen-Elektrophorese	LP/HP im Urin	Genetik
I/II	++	++	(+)	−	++
III	+	−	−	−	?
IV	++	(+)	+	−	+++
VIA	+++	−	++	+++	+++
VIIA	+++	++	+	−	+++
VIIB	++	+	+++	−	+++
VIIC	+++	+++	+++	−	?

3.4 Differentialdiagnostik und genetische Beratung

Zur differentialdiagnostischen Abklärung der einzelnen EDS-Typen ist in vielen Fällen die elektronenmikroskopische Untersuchung der Ultrastruktur der Kollagenfibrillen einer Hautbiopsie hilfreich. In einigen Fällen kann auch die biochemische Kollagenanalyse aus kultivierten Hautfibroblasten, die immunhistochemische Untersuchung einer Hautbiopsie oder die Urinanalyse zur Eingrenzung des vorhandenen molekularen Defekts beitragen (Mayer et al., 2010). Eine gezielte genetische Diagnostik bei EDS sollte möglichst im Rahmen einer genetischen Beratung erfolgen.

3.5 Material, Methode, Dauer der Untersuchung

Ausgangsmaterial für die genetische Labordiagnostik ist 1 bis 5 ml Venenblut, dem ein geeigneter Gerinnungshemmer (EDTA) zugegeben wird. Aus den weißen Blutzellen wird das Erbmaterial (DNA) isoliert und auf genetische Veränderungen (Mutationen) untersucht. In Ausnahmefällen kann auch eine Gewebeprobe oder eine Zellkultur von Hautfibroblasten, sowie eine DNA-Probe aus den entsprechenden Materialien untersucht werden. Die Mutationssuche in den entsprechenden Genen erfolgt in der Regel durch eine DNA-Sequenzanalyse nach Vervielfältigung der Einzelabschnitte (PCR/Polymerase-Ketten-Reaktion). Die Dauer einer kompletten Untersuchung großer Gene für Kollagen oder Tenascin-X beträgt mehrere Wochen; die Untersuchung bestimmter

Regionen der Gene COL1A1 und COL1A2 bei EDS Typ VIIA/B dauert einige Tage. Die gezielte Abklärung einer bereits in der Familie bekannten Mutation dauert ebenfalls nur noch wenige Tage. Die molekulargenetische Untersuchung dient zur Sicherung einer klinischen Diagnose, ein unauffälliger molekulargenetischer Befund kann jedoch die Verdachtsdiagnose EDS nicht ausschließen. Die Identifikation einer krankheitsverursachenden Mutation bei einem Betroffenen erlaubt die gezielte Diagnostik von Risikopersonen in der Familie und ermöglicht gegebenenfalls eine Pränataldiagnostik, wobei sich der Ausprägungsgrad der Erkrankung bei Anlageträgern nicht präzise vorhersagen lässt.

Literatur

Beighton P, De Paepe A, Steinmann B, Tsipouras P, Wenstrup RJ. Am J Med Genet 1998; 77(1): 31–37.

Colige A, Nuytinck L, Hausser I, van Essen AJ, Thiry M, Herens C, et al. Novel types of mutation responsible for the dermatosparactic type of Ehlers-Danlos syndrome (Type VIIC) and common polymorphisms in the ADAMTS2 gene. J Invest Dermatol 2004; 123(4): 656–663.

Germain DP. Ehlers-Danlos syndrome type IV. Orphanet J Rare Dis 2007; 2(32): 1–9.

Giunta C, Randolph A, Steinmann B. Mutation analysis of the PLOD1 gene: an efficient multistep approach to the molecular diagnosis of the kyphoscoliotic type of Ehlers-Danlos syndrome (EDS VIA). Mol Genet Metab 2005; 86(1–2): 269–276.

Malfait F, Wenstrup RJ, De Paepe A. Clinical and genetic aspects of Ehlers-Danlos syndrome, classic type. Genet Med 2010; 12(10): 597–605.

Mayer K, Kennerknecht I, Steinmann B. Clinical utility gene card for: Ehlers-Danlos syndrome types I-VII. Eur J Hum Genet 2010; 18(9). doi: 10.1038/ejhg.2009.227.

Steinmann B, Royce PM, Superti-Furga A. The Ehlers–Danlos syndrome. In Royce PM, Steinmann B, editors. Connective Tissue and its Heritable Disorders, 2nd ed., New York: Wiley-Liss, 2002: 431–523.

Zweers MC, Dean WB, van Kuppevelt TH, Bristow J, Schalkwijk J. Elastic fiber abnormalities in hypermobility type Ehlers-Danlos syndrome patients with tenascin-X mutations. Clin Genet 2005; 67(4): 330–334.

4. Das Ehlers-Danlos-Syndrom: Frühdiagnostik bei Verdacht auf EDS im Kindesalter

Johannes Otte

4.1 Einleitung

Es handelt sich beim Ehlers-Danlos-Syndrom um eine Gruppe von Krankheiten mit Bindegewebsschwäche mit Zeichen einer hyperelastischen Haut, Überbeweglichkeit der Gelenke, Gewebsbrüchigkeit, Augenveränderungen und einer vasalen Blutungsbereitschaft.

Typische Symptome:
- Hyperelastizität und ungewöhnliche Zerreißbarkeit der Haut.
- Die Gelenke sind überstreckbar.
- Nach leichten Verletzungen bleiben fischmaulartige Narben zurück.

Weitere Symptome:
- Kyphoskoliose,
- Mitralklappenprolaps,
- Aortenaneurysma
- Hämorrhagische Diathese.
- Hinzu können funktionelle Störungen innerer Organe kommen. Oft kommt es zu Hernien, meistens im Bereich des Dünndarms.

Es handelt sich um eine Gruppe von angeborenen Bindegewebsveränderungen, die im Allgemeinen autosomal-dominant übertragen werden, gelegentlich autosomal-rezessiv und X-gebunden (Germain, 2007). Bei Patienten mit vaskulärem Typ des Ehlers-Danlos-Syndroms werden Mutationen im Gen des Rezeptors für Transforming Growth Factor beta nachgewiesen (Bart et al., 2006).

Benannt ist das Ehlers-Danlos-Syndrom nach den Dermatologen Edward Ehlers (1873–1937) und Henri Alexandre Danlos (1844–1912), die Anfang des 20. Jahrhunderts wissenschaftliche Arbeiten durchgeführt haben.

4.2 Pathogenese und Einteilung

Klassischer Typ (Typen I und II):
- Stark überdehnbare und leichte verletzbare Haut
- Hämatomneigung
- abnorme Wundheilung
- starke Überbeweglichkeit der Gelenke
- innere Organe und Gefäße können betroffen sein

Hypermobiler Typ (Typ III):
- Geringe Beteiligung der Haut
- Ausgeprägte Überbeweglichkeit der Gelenke

Vaskulärer Typ (Typ IV):
- Dünne, durchscheinende Haut
- Ausgeprägte Hämatomneigung
- Überbeweglichkeit der kleinen Gelenke
- Beteiligung der inneren Organe und Gefäße

Kyphoskoliotischer Typ (Typ VI):
- Überdehnbarkeit der Haut mittel bis stark
- Abnorme Wundheilung
- Starke Überbeweglichkeit der Gelenke
- Augenbeteiligung
- Beteiligung der inneren Organe

Arthrochalasietyp (Typen VIIA/B):
- Überdehnbarkeit der Haut, gering bis mittel
- Dünne Haut
- Hüftluxation
- Ausgeprägte Überbeweglichkeit der Gelenke

Dermatosparaxis Typ (Typ VIIC):
- Haut sehr schlaff
- Deutliche Überbeweglichkeit der Gelenke
- Beteiligung der inneren Organe

Allen Erkrankungen gemeinsam ist eine Synthesestörung beziehungsweise mangelhafte oder fehlende Ausbildung der Kollagenvernetzung.

4.3 Epidemiologie

Die autosomal-dominant vererbten Typen I und II machen etwa 80 % aller Erkrankungen aus.

Alle Ehlers-Danlos-Syndrome treten in einer Häufigkeit von mindestens 1 : 10 000 auf.

Der Typ IV macht davon ungefähr 5 bis 10 % aus (Germain, 2007). Bei dieser Erkrankung ist eine genetische Diagnose möglich durch Nachweis einer Mutation im COL3A1-Gen (kodierend für das Typ III Prokollagen). Führend für die Diagnose ist somit die Beurteilung klinischer Zeichen, nichtinvasive Bildgebung und schließlich die Identifikation der Mutation im COL3A1-Gen.

Diese Kinder zeigen sich durch eine Hyperelastizität und ungewöhnliche Zerreißbarkeit der Haut. Die Gelenke sind überstreckbar. Sie zeigen eine vermehrte Verletzbarkeit des Gewebes und eine vermehrte Blutungsneigung. Verletzungen der Haut, auch einfacher Art, zeigen einen verzögerten Heilverlauf mit oft vermehrter Narbenbildung.

Innere Organe können ebenfalls erkranken. Bekannt sind kardiale Nebenwirkungen wie Mitralklappenprolaps, Aortenaneurysma, Skeletterkrankungen wie Kyphoskoliose. Das Bindegewebe ist insgesamt weniger standhaft gegen mechanische Belastungen, deshalb kann es leicht zu Hernien kommen. Schließlich ist auch eine vermehrte Kanzerogenität bei Patienten mit Ehlers-Danlos-Syndrom berichtet worden (Henry et al., 1995).

4.4 Diagnostik

Anamnese, insbesondere Familienanamnese und die klinische Untersuchung sind für die Diagnosestellung eines Ehlers-Danlos-Syndroms entscheidend. Bei Überdehnbarkeit der Haut, der Gelenke, schlechter Heilungstendenz nach einfachen Verletzungen sowie vermehrte Hämatomneigung sollte an diese Erkrankung gedacht werden.

Die Diagnostik ist am besten durchführbar mittels Hautbiopsie, wobei eine Kollagenanalyse mittels Elektronenmikroskopie durchgeführt werden muss. Anhand der Klinik und der Kollagenanalyse lässt sich eine Typisierung der häufigen Formen durchführen.

Zusätzlich können molekulargenetische Untersuchungen durchgeführt werden, um insbesondere die schwere Form des Ehlers-Danlos-Syndroms Typ IV klassifizieren zu können. Dabei handelt es sich um eine Erkrankung mit charakteristischen Gesichtserscheinungen (Acrogerie), durchscheinende Haut mit vermehrt sichtbaren subkutanen Gefäßen im Bereich des Stamms und des Rückens. Es kommt leicht zu Gefäßbrüchen mit subkutanen Blutungen. Oft sieht man bei derartigen Patienten Blutungen und Rupturen im Bereich des Magen-Darm-Traktes und des Uterus.

4.5 Differentialdiagnosen

Andere Erkrankungen des Bindegewebes wie Marfan-Syndrom oder Silverman-Syndrom sind die wichtigsten Differentialdiagnosen.

Pränatale Diagnostik kann durchgeführt werden bei Familien, in denen das Ehlers-Danlos-Syndrom bekannt ist. Diese Pränataldiagnostik kann über eine Chorionzottenbiopsie oder eine Amniozentese erfolgen.

Beim Ehlers-Danlos-Syndrom Typ IV besteht eine besondere Gefährdung im Bereich der peripheren Strombahn und Neigung zu Blutungen in das Gehirn.

Die Frühdiagnose bei Kindern ist sicher nicht einfach, Hinweise auf Grund der Familienanamnese sowie erste klinische Zeichen gestatten jedoch eine frühe Diagnose durch Kollagenanalyse nach Hautbiopsie und evtuell durch molekulargenetische Untersuchungen (Germain, 2007).

Bei unklaren Blutungen und primär auffälliger Gerinnung ist in die Differentialdiagnose auch der vaskuläre Typ des EDS einzuschließen. Während der klassische Typ schon im Kindesalter durch die stark überstreckbaren Gelenke und die überdehnbare Haut auffällt, sind diese Symptomkomplexe beim vaskulären Typ ausgeprägt.

Mittels Sonographie sind Aneurysmabildungen der mittleren Gefäße feststellbar oder auch auszuschließen.

4.6 Prognose

Menschen mit Ehlers-Danlos-Syndrom haben in der Regel eine normale Lebenserwartung. Wegen der Komplikationsmöglichkeiten im Bereich der Gefäße, insbesondere des Hirns und des Herz-Kreislauf-Systems sind regelmäßige neurologische und kardiologische Untersuchungen notwendig. Bei bestimmten Formen kommt es zu Linsenlockerungen, aus diesem Grund muss auch eine regelmäßige ophthalmologische Untersuchung erfolgen. Schließlich kann es auch zu Ablösungen der Netzhaut kommen, so dass ein solches Symptom frühzeitig erkannt werden muss. Die Muskulatur bei diesen Patienten muss stets gut trainiert sein, um überdehnbare Gelenke zu stabilisieren. Gymnastik, regelmäßiges Radfahren und leichter Kraftsport sind geeignete sportliche Aktivitäten, gelenkbelastende Bewegungsarten wie Ausdauerlaufen sind ungeeignet. Für Kinder mit Ehlers-Danlos-Syndrom gilt somit:

- Fördern aller normalen Aktivitäten
- Regelmäßiger Kindergarten- und Schulbesuch
- Regelmäßige ärztliche Untersuchungen inklusive spezielle kinderkardiologische Diagnostik und augenärztliche Untersuchungen sind notwendig

Literatur

Bart LL, Schwarze U, Holm T, Callewaert BL, Thomas GH, Pannu H, et al. Aneurysm Syndromes Caused by Mutations in the TGF-β Receptor. N Engl J Med 2006; 355: 788–798.

Germain DP. Ehlers-Danlos syndrome type IV. Orphanet J Rare Dis 2007, 2. 32.

Henry C, Geiss S, Wodey E, Pennerath A, Zabot MT, Peyro S, et al. Spontaneous colonic perforations revealing Ehlers-Danlos syndrome type IV. Arch Pediatr 1995.

5. Das Ehlers-Danlos-Syndrom – Eine Herausforderung für die Gynäkologie und Geburtshilfe

Andreas K. Luttkus

5.1 Einleitung

Aufgrund der Seltenheit des EDS ist es nicht überraschend, dass in der gynäkologischen Sprechstunde die Besonderheiten des EDS wenig geläufig sind. Bei der Erwähnung der Diagnose „Ehlers-Danlos-Syndrom" werden viele Ärzte eine außerordentliche Gelenküberstreckbarkeit assoziieren, aber die Besonderheiten im Fach Gynäkologie und die Gefährdungen in der Geburtshilfe sind wenig bekannt. Daher soll durch diese Arbeit die kompetente Einschätzung vorhandener Risiken in unserem Fachgebiet erleichtert werden.

Bis heute sind sieben Untertypen des EDS identifiziert. Auch in diesem Jahr ist eine Publikation einer japanischen Arbeitsgruppe mit der Beschreibung eines näher spezifizierten Typs von EDS publiziert worden (Kosho, 2010). Unter dem Oberbegriff Ehlers-Danlos-Syndrom werden Bindegewebserkrankungen zusammengefasst, die mit verschiedenen Symptomen wie überstreckbaren Gelenken, überdehnbarer Haut oder Elastizitätsverlust an den Gefäßen einhergehen.

Die Aussagen über Schwangerschaft und Gynäkologie, die im Folgenden getroffen werden, basieren auf einer intensiven Literaturrecherche und auf eigenen klinischen Erfahrungen. Daraus ergibt sich allerdings die Notwendigkeit, auf einen Schwachpunkt dieser Art der Datenanalyse hinzuweisen: Bekanntermaßen werden Kasuistiken, die medizinisch schwerwiegende Komplikationen beschreiben weitaus häufiger zur Veröffentlichung angeboten und auch tatsächlich häufiger veröffentlicht als weitgehend unspektakuläre Fallbeschreibungen. Dies dürfte zu einer Überbewertung des Gefährdungspotentials und des Schweregrades von Komplikationen bei Patientinnen mit Ehlers-Danlos-Syndrom führen.

In der Gynäkologie und Geburtshilfe ist eine gesicherte Diagnose eines Ehlers-Danlos-Syndroms und die Zuordnung zu einem bestimmten Typ für weitere diagnostische und interventionelle Schritte sehr wichtig. Nicht selten jedoch liegt keine gesicherte Diagnose vor, obgleich verschiedene elektronenmikroskopische, biochemische oder molekulargenetische Verfahren zur typenspezifischen Einordnung beziehungsweise zum Ausschluss des EDS verfügbar sind. Leider werden diese Möglichkeiten häufig nicht ausgeschöpft. Dies hat verschiedene Gründe. Ohne Kenntnis der tatsächlichen Diagnose ist eine kompetente und auch angemessene Beratung der Patientin nicht möglich. Das Ausmaß möglicher Komplikationen in einer Schwangerschaft hängt stark vom Typ des EDS ab. Die Betreuung der Schwangerschaft ist bei Patientinnen mit vaskulärem EDS grundlegend anders strukturiert als bei einer Patientin mit einem EDS vom klassischen Typ oder gar einer gesunden Patientin. Aus Sicht der Geburtshilfe und Frauenheilkunde sollte daher dringend auf die elektronenmikroskopische oder molekulargenetische Diagnoseabklärung gedrungen werden. Natürlich kann auch eine molekulargenetische Diagnostik in Einzelfällen Fragen aufwerfen. So ist vor kurzem eine Kasuistik eines 42-jährigen Mannes veröffentlicht worden, der Zeichen eines vaskulären EDS mit Ruptur der Arteria Iliaca hatte. Die Molekulardiagnostik zeigte jedoch bei der Sequenzierung des COL5A1-Gens eine de-novo Non-sense Mutation, woraus sich eine Zuordnung zum klassischen Typ ergibt (Björck, 2007).

Im Folgenden wird zunächst auf Besonderheiten bei der Betreuung von Patientinnen mit EDS in der gynäkologischen Versorgung eingegangen. Im zweiten Teil werden die Besonderheiten bei der Betreuung der Schwangerschaft, der Entbindung und dem Wochenbett erörtert.

Bei Patientinnen mit EDS sind verschiedenste und auch schwerwiegende Komplikationen in der Schwangerschaft und während der Entbindung beschrieben worden (Tassart, 2006). Dieser Beitrag versucht, auf die verschiedenen Facetten des Ehlers-Danlos-Syndroms einzugehen, ohne einen Anspruch auf Vollständigkeit erheben zu können.

5.2 Gynäkologie

Eine regelmäßige Vorsorge, die Behandlung gynäkologischer Erkrankungen, die Beratung über Familienplanung, die Betreuung von Schwangerschaften und die Beratung bei der Hormonumstellung im Alter bis hin zu den Besonderheiten im Senium gehören zu den Aufgaben der gynäkologischen Betreuung. Das hormonelle Gleichgewicht der Frau ist ein wichtiger Faktor für ihr Wohlbefinden. Nicht selten werden Hormone bewusst eingesetzt, um die Befindlichkeit von Frauen positiv zu beeinflussen. Dies gilt auch für Patientinnen mit EDS. Die positiven Effekte einer peri- und postmenopausalen Hormonersatztherapie auf die Kollagenstruktur der Haut sind lange bekannt. Dennoch sind keine Studien veröffentlicht, die diesen Nutzen beim EDS wissenschaftlich belegen. Primär stellt das EDS keine Kontraindikation zur Hormongabe dar.

Besonders bei Frauen mit EDS Typ IV kann eine Schwangerschaft ein nicht unerhebliches Risiko darstellen. Daher hat der betreuende Arzt eine Verantwortung für eine zuverlässige Kontrazeption. Eine kompetente, individuelle Risikoeinschätzung für oder gegen die Umsetzung eines Kinderwunsches ist in jedem Einzelfall notwendig. Unerwünschte Nebenwirkungen der Kontrazeptionsverfahren sollten in den Hintergrund treten in der Abwägung gegen die Risiken einer ungewollten und komplikativ verlaufenden Schwangerschaft. Die Auswahl einer geeigneten Verhütungsmethode hängt von vielen, individuell sehr unterschiedlichen Faktoren ab. Die klinische Ausprägung des EDS und die Beteiligung der Genitalorgane sind von Fall zu Fall außerordentlich unterschiedlich, so dass eine Verallgemeinerung der nun folgenden Empfehlungen nicht unproblematisch ist.

Bei EDS besteht keine Kontraindikation zur Anwendung der hormonellen Kontrazeption. Durch die Einnahme dieser oralen Kontrazeptiva wird die Reifung von Follikeln am Eierstock unterdrückt. Gerade bei Frauen mit EDS, die zur Zystenbildung am Eierstock neigen, stellt diese Form der Verhütung einen Vorteil dar. Darüber hinaus wird eine Zyklusstabilität erzielt. Frauen mit EDS leiden sehr häufig an irregulären Menstruationsblutungen und rezidivierender Anovulation (Sorokin, 1994). Dies kann zu reduzierter Fertilität führen. Zur Gewährleistung der Zyklusstabilität ist bei vielen, von speziellen Kontraindikationen abgesehen, die Antibabypille ein sicheres und zuverlässiges Verfahren. Die Kontraindikationen dürfen nicht übersehen werden. Niedrigdosierte Pillen, welche mit 15µg Ethinyl-Estradiol auskommen, bieten gute Zyklusstabilität und Kontrolle der Blutungsstärke. Sollten Zwischenblutungen auftreten, kann auf eine Pille mit höherer Ethinyl-Estradiol-Konzentration umgestiegen werden. Eine Endometriose ist bei Frauen mit EDS ebenfalls gehäuft zu finden. Hier kann eine gestagen-betonte Antibabypille die Beschwerden lindern. Die Kontrazeption mit einer reinen Gestagengabe (Minipille) ist ebenfalls möglich.

Im individuellen Einzelfall kann bei einem Ehlers-Danlos-Syndrom eine Kontrazeption mittels eines Intrauterinpessars (Spirale) geboten sein. Vor allen Dingen moderne, mit Gestagen beschichtete Spiralen können im Falle von Hypermenorrhoe bei EDS-Patientinnen eine Normalisierung der Blutungsstärke erreichen. In manchen Fällen von Uterus myomatosus lassen sich so zur Anämie führende Blutungen gut kontrollieren. Dies ist jedoch ein Einsatz ohne Zulassung und bedarf somit der intensiven Aufklärung und Zustimmung. In einigen Fällen ist so eine Hysterektomie vermeidbar. Sollten vaginale Infekte im Falle des Spiraleneinsatzes auftreten, sind diese konsequent zu behandeln. Daraus ergibt sich primär keine Kontraindikation zum Einsatz der Spirale.

Blutungsstörungen, genitale Schmerzen, Descensusprobleme und andere Symptome führen dazu, dass Frauen mit EDS überproportional oft eine Hysterektomie erfahren. Die Gründe sind sicher vielfältig. Es ist bekannt, dass die Kollagenstruktur von Leiomyomen bei Patientinnen mit EDS vom vaskulären Typ sich deutlich von Uterusmyomen gesunder Frauen unterscheidet. Dies mag im Zusammenhang mit den häufiger gestellten Indikationen zur Hysterektomie bei Frauen mit EDS und Uterus myomatosus stehen (Wegrowski, 1999).

Unter den verschieden Indikationen zur Hysterektomie sind auch die Pathologie der Zervix in Form von Dysplasien, Descensus uteri und Blutungsstörungen zu nennen. Physiologische und pathologische Blutungen sind in der Gynäkologie häufig Thema. Umso wichtiger ist die Differentialdiagnose sämtlicher pathologischer Blutungen in der Gynäkologie, gerade beim Ehlers-Danlos-Syndrom. Die Differentialdiagnose der verschiedensten Blutungsursachen, wie z. B. hereditäre Thrombophilien, Willebrand-Jürgens-Syndrom oder Autoimmunthrombozytopenien müssen berücksichtigt werden.

Die Zytologie der Zervix von Frauen mit EDS weist bei etwa jeder fünften Patientin Auffälligkeiten auf, die häufig eine Vorstufe der Zervixdysplasie darstellen. Die Ursache für diese Besonderheit der Patientinnen mit EDS ist nicht bekannt. Veränderungen der Zervix sollten durch Kolposkopie, biopsiegestützte Histologie und gegebenenfalls Konisation abgeklärt werden. Beim EDS sind auch rezidivierende vaginale Infektionen häufig. Bestimmte Viruserkrankungen (Humanes Papillomvirus), sind für die Entstehung des Gebärmutterhalskrebses verantwortlich. Eine Impfung gegen bestimmte Typen des HPV-Virus ist heute möglich. Seit dem Jahre 2009 ist die Impfung junger Mädchen vor Aufnahme der Geschlechtsreife gegen HPV bei den meisten Krankenkassen fester Bestandteil der Leistungen. Die HPV-Infektion der Virustypen 9, 11, 16 und 18 begünstigt die Entwicklung von Zervixdysplasien und somit auch für das Zervixkarzinom. Bei fortgeschrittenen Dysplasien oder invasiven Karzinomen unterscheidet sich die Therapie bei von EDS betroffenen Frauen nicht im Vergleich zu Frauen ohne EDS. Allerdings muss, wie bei jeder anderen onkologischen Erkrankung, die Verträglichkeit einer Chemotherapie vor dem Hintergrund der individuellen Belastbarkeit der Patientin eingeschätzt werden.

Die häufigste Krebserkrankung der Frau ist der Brustkrebs. In Deutschland gehört die Untersuchung der Brust zu den jährlichen Vorsorgeuntersuchungen. Hierzu gehört die Tastuntersuchung und Ultraschalluntersuchung. Aus den internationalen Veröffentlichungen über EDS geht hervor, dass Frauen mit EDS nicht häufiger an Brustkrebs erkranken. Natürlich sollten Patientinnen mit EDS die üblichen Vorsorgemaßnahmen zur Früherkennung eines Karzinoms der Brustdrüse vornehmen. Die Leitlinien zur Diagnostik und Therapie des Mammakarzinoms sollten eingehalten werden. Individuelle Abweichungen von der leitliniengestützten Therapie können nur aufgrund der individuellen Krankheit oder Verträglichkeit verlassen werden.

5.3 EDS und Kinderwunsch

Bei Patientinnen mit EDS kommt der Risikostratifizierung und einer präkonzeptionellen Beratung eine hohe Bedeutung zu. Das Ehlers-Danlos-Syndrom ist eine heterogene Gruppe von Bindegewebserkrankungen. Die klinischen Manifestationen variieren erheblich in Abhängigkeit des Typs. Es ist nur bedingt möglich, für die seltenen Typen des EDS schwangerschaftsspezifische Empfehlungen zu formulieren, da zum Teil keine Veröffentlichungen über diese seltenen Typen vorliegen. Dennoch liegt bei jedem Typ eine besondere Risikokonstellation vor hinsichtlich Schwangerschaftsverlauf, Entbindung und Wochenbett. Die variierende Manifestation und Ausprägung dieses Krankheitsbildes und die Organbeteiligung erlauben praktisch nicht, einheitliche Behandlungsempfehlungen zum Thema EDS und Schwangerschaft zu geben. Beim Typ I, II und III sind gehäuft Zervixinsuffizienz, vorzeitige Wehen, aber auch eine erhöhte Abortrate beobachtet worden. Unerwartete Besonderheiten in der Schwangerschaft sollten zu qualifizierter Beratung und Behandlung führen. Bei gesichertem EDS vom vaskulären Typ sollte eine Kinderwunschbehandlung, die invasive Prozeduren, wie laparoskopische oder transvaginale Punktion der Ovarien beinhaltet, sehr kritisch gesehen werden.

5.4 Humangenetische Beratung – Anmerkungen zur Pränataldiagnostik

Da die meisten EDS-Typen autosomal-dominant vererbt werden, ist eine 50-prozentige Wahrscheinlichkeit der Übertragung der Erkrankung auf das Kind anzunehmen. Bei jedem zweiten Kind ist die Vererbung der Erkrankung zu erwarten. Falls das EDS den Vater des Kindes betrifft, muss bei einer Erkrankungswahrscheinlichkeit des Kindes von 50 % auch dieser Aspekt in die Beratung mit einbezogen werden. Bei einigen EDS-Typen ist der Übertragungsmodus autosomal-rezessiv. Dennoch ist die Beratung durch den Humangenetiker wichtig. Für diese Beratung ist allerdings wichtig, dass eine gesicherte Diagnose und somit auch eine Typeneinordnung vorliegen. Prinzipiell ist bei Bekanntheit des Genortes eine pränatale Diagnostik der meisten Typen des Ehlers-Danlos-Syndroms am Feten möglich. Dennoch sollte man mit einer Pränataldiagnostik mit dem Ziel der Vorhersage der Erkrankung im ersten Trimenon zurückhaltend sein. Das seit dem 1. Februar 2010 in Kraft getretene Gen-Diagnostik-Gesetz sanktioniert die pränatale Diagnostik von Erkrankungen, die erst im Erwachsenenalter manifest werden. Vor allem problematisch erscheint jedoch die Stigmatisierung der Betroffenen bei sehr unterschiedlichem Ausprägungsgrad der Erkrankung. Hier erscheint eine pränatale Vorhersage nicht zuverlässig möglich. Aus heutiger Sicht ist der Wissensstand unzureichend, um eine zuverlässige Prognose über den Schweregrad der Erkrankung abzugeben. Eine Ausnahme von dieser Position stellt der vaskuläre Typ des EDS dar. Die Bedeutung einer intensiven Beratung schlägt sich nieder in der humangenetischen Beratungspflicht, welche im neuen Gen-Diagnostik-Gesetz vorgeschrieben ist.

So wie es keine kausale Therapie des EDS gibt, kann auch keine spezielle, präkonzeptionelle Behandlung von Frauen mit EDS empfohlen werden. Jedoch sind die Supplementierungen von Spurenelementen, Eisen und Vitaminen auch bei EDS sinnvoll. Der Wert einer präkonzeptionellen Beratung zeigt sich auch hier. Auch ist die Substitution von Folsäure bei Patientinnen mit EDS (600 µg) eine sinnvolle Maßnahme, um das Risiko von fetalen Spaltfehlbildungen zu reduzieren. Ebenso ist eine straffe, präkonzeptionelle Normoglycämie bei Diabetikerinnen wichtig zur Vermeidung von kardialen Fehlbildungen beim Kind. Eine unerkannte Glucosestoffwechselstörung sollte präkonzeptionell ausgeschlossen sein.

Die Rate von Fehl- und Frühgeburten ist bei Patientinnen mit EDS erhöht. Extrauteringraviditäten scheinen nicht gehäuft vorzukommen. Auch der frühe vorzeitige Blasensprung ist nicht selten beim EDS (De Vos, 1999). Bei einem frühen vorzeitigen Blasensprung ist die Betreuung der Schwangerschaft in einem Perinatalzentrum notwendig.

Patientinnen mit EDS sollten sich in der Frühschwangerschaft rechtzeitig in der frauenärztlichen Praxis vorstellen, um die Intaktheit der Schwangerschaft, den intrauterinen Sitz, ein möglichst präzises Gestationsalter sowie eine eventuelle Mehrlingsschwangerschaft früh festzustellen.

Verschiedene Arbeiten berichten über die erhöhte Rate von Fehlbildungen des Feten bei Müttern mit EDS. Daher sollte frühzeitig eine Pränataldiagnostik erfolgen. Invasive Pränataldiagnostik, wie Chorionzottenbiopsie, Amnio- oder Chordozentese werden häufig durch nicht invasive Verfahren in Kombination entbehrlich. Invasive Verfahren sollten beim vaskulären Typ des EDS umgangen werden (Germain, 2007). Zwar liegen keine Publikationen über Veränderungen der Nackentransparenz bei Feten mit EDS vor, aber durch die Nackentransparenzmessung zwischen 12 und 14 SSW ergibt sich eine Option, um invasive Diagnostik zu vermeiden. Dennoch wird hier ein Dilemma deutlich: Einerseits sollte bei von EDS betroffenen Paaren eine Klarheit über den Kinderwunsch auch in Kenntnis möglicher Komplikationen bestehen. Andererseits können durch die Pränataldiagnostik Fehlbildungen aufgedeckt werden, die u. U. zu einer vorzeitigen Beendigung der Schwangerschaft führen können. In diesem Dilemma ist eine sehr umsichtige und individualisierte Beratung notwendig.

Ein besonderes Augenmerk muss auf Früh- oder Fehlgeburtssymptomatik im Laufe des zweiten und zu Beginn des dritten Trimenons gerichtet werden. Regelmäßige Messung der Zervixlänge, des Vaginal-pH's sowie der Vaginalflora sind Maßnahmen, die bei Patientinnen mit EDS engmaschig kontrolliert werden sollten. Ergeben sich Symptome wie Kontraktionstätigkeit, Verkürzung der Zervix, auch schmerzlos, Blutungen oder gar ein vorzeitiger Blasensprung, sollte die Betreuung in einem Perinatalzentrum mit Erfahrung in der Betreuung von EDS-Patientinnen erfolgen. Keinesfalls sollte bei drohender Frühgeburt eine Frauenklinik ohne angeschlossene Kinderklinik aufgesucht werden. Ebenso ist bei der besonderen Hochrisikosituation oder Typ IV zu fordern, dass die Klinik über eine eigene Blutbank und eigene Intensivmedizin verfügt. Schwerwiegende Komplikationen müssen jederzeit beherrscht werden können.

5.5 Entbindungsmodus

Zweifelsfrei besteht in der Literatur kein Konsens über den idealen Entbindungsweg bei Patientinnen mit EDS. Einzelne Autoren belegen anhand von Einzelfallbeschreibungen erfolgreiche Schwangerschaftsverläufe und Entbindungen auf abdominalem Wege (Bruno, 1997), jedoch belegt dies keineswegs die Überlegenheit der Schnittentbindung. Die verfügbare Literatur legt den Schluss nahe, dass bei EDS keine erhöhte Rate von Schnittentbindungen notwendig wird. Dies ist sicher im Zusammenhang mit der besonderen Bindegewebsstruktur und der relativ häufigen Zervixinsuffizienz und Frühgeburtsbestrebungen bei EDS zu sehen. Natürlich sind die allgemeinen Indikationen zur Schnittentbindung aus fetaler oder maternaler Indikation unberührt. Die immer wieder berichteten häufiger auftretenden Wundheilungsstörungen bei EDS rechtfertigen nicht den Verzicht auf eine medizinisch indizierte Schnittentbindung.

Bei vaginal-operativen Entbindungen sollte die Vakuumextraktion gegenüber der Forzepsentbindung wegen der geringeren Traumatisierung der Weichteile bevorzugt werden. Der Handgriff nach Kristeller sollte bei Frauen mit EDS unbedingt vermieden werden. Luxationen oder Subluxationen des Hüftgelenkes (Typ I bis III) kommen sub partu vor und sollten auch in der Pressphase das Kreißsaalteam nicht überfordern. Hilfsmittel zur Lagerung haben sich bewährt.

Verlässliche Daten über die Häufigkeit und Notwendigkeit von Episiotomien liegen nicht vor. Eigene Erfahrungen legen eher den Schluss nah, dass die Episiotomie bei Patientinnen mit EDS seltener notwendig wird als bei der gesunden Kreißenden. Dennoch sollte beim vaskulären Typ des EDS der Schwangerschaftsverlauf bei drohender Uterus- oder/und Gefäßruptur höchst kritisch überwacht werden. Die Veröffentlichungen belegen, dass bei sich verschärfender Risikokonstellation in Abwägung fetaler Unreife und maternaler Gefährdung vielfach die geburtsunreife Zervix eine primäre Schnittentbindung notwendig macht. Bei vorzeitiger Wehentätigkeit und entbindungsbereiter Zervix ist der vaginale Entbindungsweg zu bevorzugen.

Eine zuverlässige Bewertung des Risikos einer Schwangerschaft bei Patientinnen mit EDS verschiedener Typen kann wissenschaftlich fundiert nur schwer abgegeben werden. Dies hat auch methodische Ursachen, denn die veröffentlichten Kasuistiken stellen oft dramatische und letale Ausgänge dar, jedoch problemlose Schwangerschaftsverläufe gelangen nicht zur Veröffentlichung. Dies führt zwangsläufig zu einer Verzerrung des Bildes. Daher wird für den deutschsprachigen Raum eine Fragebogenaktion geplant, die sich im Speziellen mit der Frage der Reproduktion von Frauen mit EDS beschäftigt. In ähnlicher Weise ist bereits vor zehn Jahren in den Niederlanden verfahren worden (Lind, 2000). Diese Ergebnisse belegen, dass eine zu negative Prognoseeinschätzung nicht gerechtfertigt ist. Sicherlich ist davon auszugehen, dass auch in den Niederlanden eine relativ hohe Dunkelziffer von Patientinnen mit EDS besteht. Nicht alle Frauen sind in Selbsthilfegruppen erfasst.

In den Niederlanden wurden insgesamt 353 Schwangerschaften im Rahmen einer EDS-Studie systematisch erfasst. Über die niederländische EDS-Selbsthilfegruppe waren die patientenbezogenen Informationen zugänglich gemacht worden.

Die in dieser Studie erfassten Frauen wurden in zwei Gruppen aufgeteilt. In der ersten Gruppe wurden die Frauen mit bekanntem EDS erfasst (erkrankte Frauen). In der zweiten Gruppe wurden Frauen erfasst, die kein EDS hatten, die jedoch entweder einen am EDS erkrankten Partner hatten oder ein Kind mit einer spontanen Neumutation eines EDS zur Welt gebracht hatten (gesunde Frauen).

In der Gruppe der Frauen mit EDS wurden insgesamt 246 Schwangerschaften beobachtet. Dieser Gruppe wurden 33 gesunde Frauen gegenüber gestellt. Diese 33 Frauen hatten 107 Schwangerschaften mit 14 Früh- oder Spätaborten. 93 Kindern kamen mit einer Reife von mehr als 24 Schwangerschaftswochen zur Welt. Von diesen Kindern hatten 46 % eine Spontanmutation eines EDS und bei 54 % der Kinder wurde das EDS vom betroffenen Vater weitergegeben.

Es zeigte sich in dem holländischen Kollektiv, dass die betroffenen Frauen mit 23 % etwa eine doppelt so hohe Abortrate hatten wie die nicht betroffenen Frauen (13 %). Am höchsten war die Rate bei Frauen mit nicht typisiertem EDS (39 %, Spätaborte 8 %). Die Rate der Präeklampsiefälle war bei den Frauen mit EDS um 15 % erhöht, wobei auffällig häufig hier der vaskuläre Typ betroffen war. Bemerkenswert ist, dass in beiden Gruppen die Frühgeburtenrate deutlich erhöht war (21 % und 14 %). Ursächlich für die Frühgeburt war in dieser Population in den meisten Fällen ein vorzeitiger Blasensprung. In der Gruppe der betroffenen Frauen wurden vier Zwillingsschwangerschaften beobachtet, in der Gruppe der gesunden Frauen war lediglich eine Zwillingsschwangerschaft.

Die Entbindung einer Patientin mit EDS Typ I war durch einen protrahierten Verlauf kompliziert. Es wurde der Handgriff nach Kristeller in der Austreibungsphase eingesetzt. Dabei kam es zu einem Abriss der Zervix, dies musste operativ versorgt werden. Insgesamt wiesen 8 % der betroffenen Frauen relevante Geburtsverletzungen im Vaginalbereich auf. Fünf Fälle von Dammverletzung mit Einriss ins Rektum, fünf Fälle mit Wundheilungsstörung bei der Episiotomie wurden beobachtet.

In der Gruppe der betroffenen Frauen wurden sieben durch Sectio caesaera entbunden. Die Indikationen ergaben sich in vier Fällen aufgrund von Zervixdystokie und drohender intrauteriner Hypoxie in drei Fällen. In Kenntnis der zu erwartenden Wundheilungsstörungen wurde operativ größte Vorsicht umgesetzt, so dass es schließlich in diesen sieben Fällen lediglich in einem Fall zu einer Wundinfektion mit Dehiszenz kam. Im Rahmen der Epiduralanästhesie einer Frau mit EDS vom vaskulären Typ war es zu einem Austritt von Spinalflüssigkeit und schweren Kopfschmerzen gekommen. Relevante Blutungen post partum traten in der Gruppe von Frauen mit EDS dreimal so häufig (19 %) auf, als in der Gruppe der nicht betroffenen Frauen (7 %). Waren allerdings das Neugeborene und die Mutter an EDS erkrankt, so betrug die Rate der Blutungen 33 %.

Insgesamt traten vier Fruchttode im Laufe des zweiten Trimenons auf. Über die Ursachen dieser Fruchttode können keine detaillierten Aussagen gemacht werden. In dieser niederländischen Untersuchungsgruppe trat peripartal oder im Verlauf der Schwangerschaft kein mütterlicher Todesfall auf, allerdings ist eine Frau sechs Jahre nach der Entbindung an einer Darmruptur verstorben. Symphysenlockerungen wurden bei 26 % der betroffenen Frauen beschrieben. Ebenso trat chronischer Unterbauchschmerz häufig in der Gruppe der betroffenen im Zusammenhang mit der Schwangerschaft auf. Eine Frau mit einem EDS vom klassischen Typ hatte eine Blutung in Orbita während der Entbindung erlitten. Dies konnte konservativ behandelt werden.

5.6 Schwangerschaft (vaskulärer Typ)

Der vaskuläre Typ des EDS wird autosomal-dominant vererbt. Ein abnormes Typ-3-Kollagen wird aufgrund von verschiedenen Mutationen im Typ-3-Pro-Kollagen-Gen (COL-3-A1) synthetisiert. Die Gefahr dieses Erkrankungsbildes geht von unvorhersehbaren arteriellen Dissektionen der mittleren und großen Arterien aus. Auch die Koronararterien können hiervon im Einzelfall betroffen sein. Beim vaskulären Typ des EDS ist die Schwangerschaft als Hochrisikosituation zu betrachten (Erez, 2008). Gefürchtete Komplikationen sind spontane Rupturen des Darmes, der Aorta, der Vena cava oder Gebärmutter (De Paepe, 1998; Brees, 1995). Manifestationen des vaskulären Typs im Kindesalter sind selten (Kato, 2001). Andererseits sind Blutungskomplikationen oder andere Komplikationen in der Schwangerschaft der jungen Frau gelegentlich Erstmanifestationen, die erst im weiteren Verlauf zur Diagnose eines EDS führen. Spontan auftretende Darmperforationen sollten den Pathologen an das EDS vom vaskulären Typ denken lassen, wenn es zu erheblichen Schwankungen im Kaliber der Lamina muscularis, zu sekundären Divertikeln und abnormalem Kollagenaufbau kommt (Bläker, 2007).

Patientinnen mit Marfan-Syndrom können im Laufe der Schwangerschaft durch sonographische Messung des Aortendurchmessers relativ gut überwacht werden. Die transösophageale Echokardiographie ist bei Patientinnen mit Marfan-Syndrom ebenfalls hilfreich (Flachskampf, 2006). So können sich entwickelnde Aortendissektionen in der Schwangerschaft relativ befriedigend erkannt werden. Für den vaskulären Typ des EDS ist dieses Verfahren weniger Erfolg versprechend, da häufig die Gefäße mittleren und auch kleineren Durchmessers betroffen sind. Auch für die häufig auftretende Uterus- oder Darmruptur gibt es kaum Möglichkeiten der sonographischen Früherfassung.

Es sollte beim vaskulären Typ des EDS der Schwangerschaftsverlauf bei drohender Uterus- und Gefäßruptur sehr umsichtig und vorausschauend überwacht werden. Die schon erwähnte abnorme Kollagenstruktur der Leiomyome bei Patientinnen mit EDS dürften in Zusammenhang stehen mit dem erhöhten Rupturrisiko. Bei sich zuspitzender Risikokonstellation wird in Abwägung fetaler Reife und maternaler Gefährdung vielfach die geburtsunreife Zervix eine primäre Schnittentbindung notwendig machen. Bei vorzeitiger Wehentätigkeit und entbindungsbereiter Zervix ist der vaginale Entbindungsweg zu bevorzugen. Dennoch ist kein Konsensus in der Literatur über einen bestimmten Entbindungsweg von Patientinnen mit vaskulärem Typ erzielt (Palmquist, 2009).

Im Rahmen der vaginalen Geburt sind stark blutende Scheidenverletzungen und atonische, postpartale Blutungen ebenfalls außerordentlich ernst zu nehmen. Einzelne Quellen geben eine Mortalitätsrate von 25 % an (Rudd, 1983).

Selbstverständlich ist bei lokalisierten Aneurysmata die operative Therapie das Mittel der Wahl. Eine französische Arbeitsgruppe hat im Rahmen einer prospektiven Untersuchung versucht, durch den Einsatz von Betablockern die Rate von Komplikationen bei Patientinnen mit EDS vom vaskulären Typ zu reduzieren. Die Ergebnisse sind vielversprechend. Dabei handelt es sich hier um bisher nicht veröffentlichte Studienergebnisse, so dass von einer standardisierten Therapie nicht gesprochen werden kann. Dennoch erscheint der Einsatz von Betablockern eine mögliche Option bei der Betreuung von Patientinnen mit EDS vom vaskulären Typ. Für das Marfan-Syndrom ist der Einsatz von Betablockern verbreitet. Wenn die Diagnose eines vaskulären EDS gestellt ist, muss eine Nachsorge in Kooperation zwischen Internisten, Radiologen, Gynäkologen und Gefäßchirurgen organisiert sein. Plötzliche, unerwartete Komplikationen sollten beherrschbar sein.

In der Literatur wird über eine 30-jährige Erstgebärende mit vaskulärem Typ berichtet, welche aufgrund einer arteriellen Dissektion der Koronargefäße im Alter von 24 Jahren einen Herzinfarkt erlitten hatte. Durch einen arteriellen Bypass war diese Patientin behandelt worden. Im Laufe der einige Jahre später eingetretenen Schwangerschaft wurde sie mit β-2-Sympatomimetika behandelt. Bei 29 Wochen wurde dann allerdings auf Grund einer befürchteten Uterusruptur die Schnittentbindung durchgeführt. Mutter und Kind waren wohlauf (Ohkuchi, 2009).

In den meisten chirurgischen oder internistischen Disziplinen gehört eine Prophylaxe mit niedrigmolekularen Heparinen zum klinischen Standard. Bei Patientinnen mit EDS ist bei der erhöhten Blutungsneigung hier eine individuelle Therapieadaptation notwendig. Ein Konsensus über eine Thromboseprophylaxe in der Geburtshilfe besteht nicht. Bei einer Immobilisation, z. B. bei vorzeitiger Wehentätigkeit oder auch im postoperativen Bereich sollte nicht a priori auf eine Thromboseprophylaxe verzichtet werden. Es wird kasuistisch von Fällen von Lungenarterienembolien nach Schnittentbindungen bei Patientinnen mit EDS berichtet (Adachi, 2001; Gdynia, 2008). Die Standards der Heparinisierung in Schwangerschaft und Wochenbett sollten berücksichtigt werden (Bates, 2008). Auch im Wochenbett ist beim EDS besondere Vorsicht angebracht. Neben einem individuell erhöhten Thromboserisiko dürfen die unerwartet auftretenden Blutungskomplikationen nicht unterschätzt werden. Es wurde von einer Ruptur und Dissektion der Arteria subclavia mit letalem Ausgang berichtet, die erst am 9. Tag post partum diagnostiziert wurde (Björck, 2007). Es wird angenommen, dass die Dissektion in der Pressphase entstanden sein dürfte. In einem anderen Fall wurde drei Wochen post sectionem eine Hemiplegie links bei einer 35-jährigen Frau beobachtet. Die Angiographie zeigte eine Dissektion der Carotis interna im proximalen sowie distalen Anteil. Eine folgende Schwangerschaft wurde nach „Gefäßmonitoring" zu einem guten Ende gebracht.

5.7 Geburtshilfliche Anästhesie beim Ehlers-Danlos-Syndrom

Verschiedene Quellen belegen die Vorteile der regionalen Anästhesie bei geburtshilflichen Operationen (Goldstein, 1997). Es gibt

Veröffentlichungen, die über Schwierigkeiten bei der Intubation von Patientinnen mit EDS vom hypermobilen Typ im Rahmen der Allgemeinanästhesie aufgrund eines notfallmäßigen Kaiserschnittes berichten. Bei Geburtsstillstand in der Austreibungsphase war die Sektio notwendig geworden. In der Analyse des Falles zeigte sich, dass eine Deformation des fibroelastischen Gewebes des Knorpels der Trachea schon aufgrund des korrekten und angemessenen Druckes auf das Krikoit aufgetreten sein dürfte. Es wurde darauf hingewiesen, dass die Anlage einer Epiduralanästhesie bei Patienten mit EDS auf Grund von Instabilitäten der Wirbelsäule erschwert sein kann und daher gelegentlich Komplikationen zu erwarten sind (Sood, 2009). Aufgrund der Verschiedenartigkeit der Typen des EDS besteht in der Literatur kein Konsensus über das zu bevorzugende Narkoseverfahren. Ähnliche Schwierigkeiten sind auch beim kyphoskoliotischem Typ des EDS veröffentlicht. In einer anderen Kasuistik musste nach gescheiterter Epiduralanästhesie auf eine Spinalanästhesie umgeschaltet werden. Dabei kam es jedoch zu einer ausgeprägten orthostatischen Dysregulation, was die Autoren in Zusammenhang mit dem EDS Typ III interpretierten (Jones, 2008). Auf Grund dieser schwerwiegenden Komplikationen muss noch einmal mit aller Deutlichkeit darauf hingewiesen werden, dass ungewünschte Schwangerschaften auf alle Fälle vermieden werden sollten und eine zuverlässige Kontrazeption notwendig ist.

Eine Differentialdiagnose des EDS ist das Marfan-Syndrom. Hier liegt eine erbliche Störung im Aufbau und in der Struktur des Bindegewebes zugrunde. Das Fibrillin 1-Gen, welches auf dem langen Arm des Chromosoms 15 liegt, ist verändert. Menschen mit Marfan-Syndrom haben lange Extremitäten, lange Finger, überstreckbare Gelenke, der Brustkorb ist häufig deformiert; Fußfehlstellungen und Hüftveränderungen treten häufig auf. Neben verschiedenen äußeren Veränderungen sollte das Herz-Kreislauf-System hier untersucht werden. Ein Mitralklappenprolaps tritt ebenfalls häufig auf. Auch eine Mitralklappeninsuffizienz wird beobachtet. Wichtig ist die Erweiterung der Wurzel der Hauptschlagader (Aneurysma). Bei einem Verdacht auf Marfan-Syndrom werden regelmäßig Echokardiographien und Sonographien der Bauchaorta durchgeführt.

Das Loeys-Dietz Syndrom wurde in der Literatur 2006 beschrieben (Loeys, 2006). Es liegt eine Publikation vor, die einen Schwangerschaftsverlauf mit einer ganz ähnlichen Symptomatik wie beim vaskulären Typ des EDS darstellt (Gutman, 2009). In der Tat hat der Typ II des Loeys-Dietz Syndroms einen identischen Genort, der für den vaskulären Defekt verantwortlich ist. Patientinnen mit einem vaskulären Typ des Ehlers-Danlos Syndroms oder einem Loeys-Dietz Syndrom profitieren von einer prophylaktischen Gefäßversorgung, wenn das betroffene Gefäß rechtzeitig erkannt werden kann.

5.8 Zusammenfassung

Das EDS bildet eine Gruppe seltener Bindegewebserkrankungen, die mit hyperelastischer Haut, überstreckbaren Gelenken und besonderer Gewebefragilität einhergeht. Allein auf Grund der Seltenheit des EDS ist in der gynäkologischen Praxis eher ausnahmsweise damit zu rechnen. Dennoch wäre eine kompetente Betreuung der Betroffenen von der Adoleszenz bis zum Alter wünschenswert. Die große Herausforderung in der Frauenheilkunde liegt in der Begleitung der reproduktiven Lebensphase der Frauen mit EDS. Von der richtigen Weichenstellung für eine kompetente Kinderwunschberatung über die Kontrazeption und endokrinologische Supportivtherapie ist hier hohes frauenärztliches Engagement erforderlich.

Literatur

Adachi T, Hashiguchi K, Arai Y, Ohta H. Clinical study of venous thromboembolism during pregnancy and puerperium. Semin Thromb Hemost 2001; 27(2): 149–153.

Bates SM, Greer IA, Pabinger I, et al. Venous thromboembolism, thrombophilia, antithrombotic therapy, and pregnancy: American College of Chest Physicians Evidence-Based Clinical Practice Guidelines (8th Edition). Chest 2008; 133(6 Suppl): 844–886.

Björck M, Pigg M, Kragsterman B, Bergqvist D. Fatal bleeding following delivery: a manifestation of the vascular type of Ehlers-Danlos' syndrome. Gynecol Obstet Invest 2007; 63(3): 173–175.

Bläker H, Funke B, Hausser I, Hackert T, Schirmacher P, Autschbach F. Pathology of the large intestine in patients with vascular type Ehlers-Danlos syndrome. Virchows Arch 2007; 450(6): 713–177. 2007 May 9.

Borck G, Beighton P, Wilhelm C, Kohlhase J, Kubisch C. Arterial rupture in classic Ehlers-Danlos syndrome with COL5A1 mutation. Am J Med Genet A 2010; 152A(8): 2090–3.

Brees CK, Gall SA. Rupture of the external iliac artery during pregnancy: a case of type IV Ehlers-Danlos syndrome. J Ky Med Assoc 1995; 93(12): 553–555.

Bruno PA, Napolitano V, Votino F, Di Mauro P, Nappi C. Pregnancy and delivery in Ehlers-Danlos syndrome type V. Clin Exp Obstet Gynecol 1997; 24(3): 152–153.

De Paepe A, Thaler B, Van Gijsegem M, Van Hoecke D, Matton M. Obstetrical problems in patients with Ehlers-Danlos syndrome type IV; a case report. Eur J Obstet Gynecol Reprod Biol 1989; 33(2): 189–193.

De Vos M, Nuytinck L, Verellen C, De Paepe A. Preterm premature rupture of membranes in a patient with the hypermobility type of the Ehlers-Danlos syndrome. A case report. Fetal Diagn Ther 1999; 14(4): 244–247.

Erez Y, Ezra Y, Rojansky N. Ehlers-Danlos type IV in pregnancy. A case report and a literature review. Fetal Diagn Ther 2008; 23(1): 7–9.

Esaka EJ, Golde SH, Stever MR, Thomas RL. A maternal and perinatal mortality in pregnancy complicated by the kyphoscoliotic form of Ehlers-Danlos syndrome. Obstet Gynecol 2009; 113(2Pt2): 515–518.

Flachskampf FA. Assessment of aortic dissection and hematoma. Semin Cardiothorac Vasc Anesth 2006; 10(1): 83–88.

Gdynia HJ, Huber R. Bilateral internal carotid artery dissections related to pregnancy and childbirth. Eur J Med Res 2008; 13(5): 229–230.

Germain DP. Ehlers-Danlos syndrome type IV. Orphanet J Rare Dis 2007; 19: 2:32.

Germain DP, Herrera-Guzman Y. Vascular Ehlers-Danlos syndrome. Ann Genet 2004; 47(1): 1–9.

Goldstein M, Miller R. Anesthesia for cesarean delivery in a patient with Ehlers-Danlos syndrome type II. Reg Anesth 1997; 22(3): 280–283.

Gutman G, Baris HN, Hirsch R, Mandel D, Yaron Y, Lessing JB, et al. Loeys-Dietz syndrome in pregnancy: a case description and report of a novel mutation. Fetal Diagn Ther 2009; 26(1): 35–37.

Jones TL, Ng C. Anaesthesia for caesarean section in a patient with Ehlers-Danlos syndrome associated with postural orthostatic tachycardia syndrome. Int J Obstet Anesth 2008; 17(4): 365–369.

Kato T, Hattori H, Yorifuji T, Tashiro Y, Nakahata T. Intracranial aneurysms in Ehlers-Danlos syndrome type IV in early childhood. Pediatr Neurol 2001; 25(4): 336–339.

Kosho T, Miyake N, Hatamochi A, Takahashi J, Kato H, Miyahara T, et al. A new Ehlers-Danlos syndrome with craniofacial characteristics, multiple congenital contractures, progressive joint and skin laxity, and multisystem fragility-related manifestations. Am J Med Genet A 2010; 152A(6): 1333–1346.

Lind J. The Marfan and EDS-Syndromes and Pregnancy, 2000; Thesis der Erasmus-Universität, Rotterdam.

Loeys BL, Schwarze U, Holm T, Callewaert BL, Thomas GH, Pannu H, et al. Aneurysm syndromes caused by mutations in the TGF-beta receptor. N Engl J Med 2006; 355(8): 788–798.

Ohkuchi A, Matsubara S, Takahashi K, Inoue S, Saito T, Mitsuhashi T, et al. Ehlers-Danlos type IV in pregnancy with a history of myocardial infarction. J Obstet Gynaecol Res 2009; 35(4): 797–800.

Palmquist M, Pappas JG, Petrikovsky B, Blakemore K, Roshan D. Successful pregnancy outcome in Ehlers-Danlos syndrome, vascular type. J Matern Fetal Neonatal Med 2009; 22 (10): 924–927.

Rudd NL, Nimrod C, Holbrook KA, Byers PH. Pregnancy complications in type IV Ehlers-Danlos Syndrome. Lancet 1983; 1(8314-5): 50–53.

Sood V, Robinson DA, Suri I. Difficult intubation during rapid sequence induction in a parturient with Ehlers-Danlos syndrome, hypermobility type. Int J Obstet Anesth 2009; 18(1): 408–12. Epub 2009.

Sorokin Y, Johnson MP, Rogowski N, Richardson DA, Evans MI. Obstetric and gynecologic dysfunction in the Ehlers-Danlos syndrome. J Reprod Med 1994; 39(4): 281–284.

Tassart S, Bernard P, Debieve F, Devylder M, Hubinont C. Dissection of renal artery aneurysm in a pregnant woman with Ehlers-Danlos disease type IV. J Gynecol Obstet Biol Reprod 2006; 35(3): 275–279.

Wegrowski Y, Bellon G, Quéreux C, Maquart FX. Biochemical alterations of uterine leiomyoma extracellular matrix in type IV Ehlers-Danlos syndrome. Am J Obstet Gynecol 1999; 180(4): 1032–1034.

6. Chronische Schmerzen bei Ehlers-Danlos-Syndrom

Carsten Klein

6.1 Einleitung

Im Zusammenhang mit dem Ehlers-Danlos-Syndrom (EDS) kommt es zu vielfältigen Veränderungen insbesondere der Strukturen des Stütz- und Bewegungsapparates (Muskeln, Sehnen, Bänder, Gelenke). Verschiedene Untersuchungen haben gezeigt, dass Personen mit EDS gehäuft an Schmerzen leiden. Am Schmerzzentrum der Universität Erlangen existiert seit längerem eine Arbeitsgruppe, die sich mit Schmerzen bei seltenen Erkrankungen beschäftigt. In diesem Rahmen wurde der Zusammenhang von EDS und Schmerzerkrankungen untersucht. Wichtig für die Betroffenen ist eine situationsadaptierte und auf einen langjährigen Verlauf ausgelegte Schmerztherapie, die die Besonderheiten der Grunderkrankung berücksichtigt.

6.2 Allgemeine Grundlagen der Schmerztherapie

Im Folgenden sollen einige allgemeine Grundsätze dargestellt werden, an denen sich eine schmerztherapeutische Betreuung orientieren kann. Diese Darstellung kann jedoch nicht alle Besonderheiten des Einzelfalls abdecken und eine schmerztherapeutische Beratung im Speziellen nicht ersetzen.

Zu Beginn einer schmerztherapeutischen Behandlung wird eine ausführliche Anamnese erhoben, die neben den aktuellen Beschwerden auch Aspekte aus der persönlichen Krankengeschichte erfasst. Zusätzlich wird nach der gegenwärtigen psychosozialen Situation gefragt, um Faktoren zu erfassen, die sich auf die Schmerzerkrankung auswirken können. Im Zusammenhang mit chronischen Schmerzen können beispielsweise Depressionen, Schlafstörungen und Angststörungen auftreten. Auch besondere Ereignisse aus der persönlichen Lebensgeschichte können eine Schmerzerkrankung beeinflussen.

Die körperliche Untersuchung im Rahmen der Schmerzbehandlung orientiert sich an den geäußerten Beschwerden. Sie sollte erfassen, ob und inwieweit der Schmerz durch Druck oder im Extremfall durch Berührung auszulösen ist, ob bestimmte schmerzhafte Bewegungen bestehen und ob nicht-schmerzhafte Einschränkungen der Bewegungsfähigkeit festzustellen sind. Als Ergebnis der Untersuchung kann eine Schmerzdiagnose gestellt werden, die eine Aussage über die Schmerzlokalisation, den zeitlichen Verlauf, die vermutlich betroffenen Strukturen und die lindernden und aggravierenden Faktoren enthalten kann.

In Abhängigkeit von dieser Diagnose wird ein Therapieschema vorgeschlagen. Dies kann unter anderem aus medikamentösen Maßnahmen, medizinischer Trainingstherapie, Hilfsmittelverordnung (z. B. Schienen), Entspannungsverfahren oder physikalischen Maßnahmen bestehen. In der Regel wird eine Kombination aus verschiedenen Therapieoptionen gewählt.

6.3 Medikamente in der Schmerztherapie

Die in der Schmerztherapie eingesetzten Medikamente lassen sich in drei Gruppen einteilen. In der Gruppe der Nichtopioide kommen Substanzen wie Ibuprofen, Diclofenac, Paracetamol oder Metamizol zum Einsatz. Jede Substanz hat ein eigenes Wirkungs- und Nebenwirkungsspektrum. Ibuprofen und Diclofenac wirken schmerzhemmend und antientzündlich. Als unerwünschte Wirkungen sind eine Reizung der Magenschleimhaut und in höheren Dosen eine Schädigung der Nieren zu nennen. Paracetamol ist weit verbreitet. Es ist selten alleine ausreichend schmerzlindernd wirksam und birgt bei Überdosierung die Gefahr einer lebensbedrohenden Leberschädigung. Metamizol wirkt schmerzlindernd und krampflösend. Aufgrund dieser Wirkung wird es gerne bei Schmerzen im Magen-Darmbereich eingesetzt. Die Nebenwirkungen sind allergische Reaktionen und die sehr seltene Agranulozytose (Fehlen eines Teils der weißen Blutkörperchen).

Die nächste Gruppe der Schmerzmedikamente sind Abkömmlinge des Morphins („Opiate"). Sie lassen sich in schwache Opiate (Tilidin, Codein und Tramadol) und starke Opiate unterteilen.

Für die schwachen Opiate gilt, dass eine Steigerung über eine Dosisobergrenze nicht zu einem besseren Effekt führt, sondern oft nur zu einer Verstärkung der Nebenwirkungen. Dies ist bei den starken Opiaten nicht der Fall. Trotzdem sollte auch hier eine Steigerung der Dosis immer zu einem kritischen Hinterfragen der Therapie führen. Die unerwünschten Wirkungen aller Opiate sind identisch. Zu Beginn der Therapie kann es zu Schwindel, Übelkeit und Müdigkeit kommen. Diese Beschwerden lassen in der Regel nach ein paar Tagen nach. Zu erwähnen ist jedoch eine mögliche Einschränkung der Reaktionsfähigkeit, die auch die Fahrtauglichkeit gefährden kann. Als bleibende Nebenwirkung ist eine Darmträgheit mit Verstopfungsneigung (Obstipation) zu nennen, die oft eine kontinuierliche Behandlung mit Abführmitteln notwendig macht. Die gefürchtete Abhängigkeit ist differenziert zu betrachten: Da sich der Körper auf alle regelmäßig zugeführten Substanzen einstellt, ist ein abruptes Absetzen der Medikation mit Entzugssymptomen (Zittern, Schweißausbruch, Blutdruckentgleisung etc.) verbunden. Ein langsames Reduzieren ist in der Regel jedoch problemlos möglich. Im Gegensatz zu der körperlichen Gewöhnung ist die psychische Abhängigkeit zu sehen. Diese ist im Rahmen der Schmerztherapie eine Rarität, wenn die Therapie adäquat durchgeführt und überwacht wird. Durch den Einsatz von sogenannten retardierten Präparationen, das heißt Tabletten, die den Wirkstoff langsam über einen langen Zeitraum freisetzen, wird ein sehr gleichmäßiger Wirkspiegel der Substanz im Körper erreicht. Dies ergibt eine gute langfristige Schmerzbehandlung und lässt die psychotropen Wirkungen der Medikamente in den Hintergrund treten. Je nach Schmerzbild ist eine zusätzliche Bedarfmedikation mit einer schneller anschlagenden Wirkstoffzubereitung (zumeist Tropfen) möglich.

Die dritte Gruppe umfasst sogenannte Koanalgetika. Das sind Substanzen, deren primäre Indikation nicht Schmerzen beinhaltet. Sie wirken jedoch schmerzlindernd, insbesondere bei Nervenschmerzen. Häufig kommen Substanzen aus der Gruppe der Antiepileptika (gegen Krampfleiden) oder Antidepressiva zum Einsatz. Sie können sowohl zu einer Reduktion von Schmerzattacken als auch zu einer Reduktion der Schmerzstärke führen. Wichtig ist, dass diese Medikamente ihre Wirkung erst bei kontinuierlicher Einnahme im Bereich von wenigen Tagen bis Wochen entfalten. Bei der Aufdosierung kann es zu Schwindel, Müdigkeit und Übelkeit kommen. Die Verträglichkeit der verschiedenen Substanzen aus dieser Wirkstoffgruppe differiert stark. Deshalb müssen möglicherweise verschiedene Präparate ausgetestet werden, bis die optimale Behandlung gefunden ist.

6.4 Schmerztherapie bei EDS

Die Besonderheiten der Schmerztherapie bei EDS ergeben sich zum einen aus dem langen Krankheitsverlauf mit oft über Jahre zunehmenden Schmerzen. Des Weiteren ist im Rahmen einer lebenslangen Erkrankung, die auch die Lebensqualität nachhaltig beeinflusst, eine psychische Mitreaktion zu erwarten. Dies zu erkennen und adäquat in ein Therapieschema mit einzubinden ist ein wesentlicher Aspekt einer umfassenden Schmerzbehandlung. Alle gängigen Schmerzmedikamente können auch bei EDS eingesetzt werden. Die Auswahl geeigneter Substanzen erfolgt anhand der Vorerkrankungen und des geäußerten Schmerzbildes. Oft werden bei starken Schmerzen auch Opiate zum Einsatz kommen. Sie sind indiziert, wenn andere Substanzen nicht ausreichend Linderung verschaffen und Opiate eine positive Wirkung haben. Die Therapie ist in regelmäßigen Abständen zu kontrollieren, um Komplikationen oder ansteigenden Dosisbedarf rasch erfassen zu können. Letzterer kann auf eine fehlende Wirksamkeit hinweisen und sollte Anlass zu kritischem Hinterfragen der Medikation geben.

Die Erfahrung in der Schmerztherapie bei EDS hat gezeigt, dass nur eine genaue Erfassung der Schmerzprobleme eine erfolgreiche Behandlung ermöglicht. Nicht zu vernachlässigen ist in dieser Hinsicht die Einbeziehung orthopädischer Hilfsmittel, um krankheitsbedingte Einschränkungen in der Leistungsfähigkeit des Stützapparates ausgleichen zu können. Insbesondere bei langjährigen Schmerzerkrankungen kann es sinnvoll sein, dem Patienten eine multimodale Schmerztherapie anzubieten. Diese Behandlung basiert auf der Erkenntnis, dass eine lange Schmerzerkrankung nicht nur körperliche Auslöser und Faktoren hat, sondern auch psychologische und soziale Faktoren, die die Schmerzwahrnehmung beeinflussen und im ungünstigsten Fall einer erfolgreichen Therapie entgegenstehen (bio-psycho-soziales Schmerzmodell). Deshalb ist es notwendig, solche Faktoren zu erfassen und in einem geeigneten Setting mitzubehandeln. Der schmerzbedingte soziale Rückzug kann dazu beitragen, dass der Schmerz einen immer größeren Stellenwert im Leben des Patienten erhält. Hier gilt es, Ressourcen zu erkennen, die vorhandenen Fähigkeiten des Patienten zu fördern und ihn zu ermutigen aus der Isolation herauszugehen und wieder am sozialen Leben teilzunehmen.

Inhalte einer multimodalen Schmerztherapie sind z. B. medizinische Trainingstherapie, Edukation, Entspannungsverfahren, psychologische Einzel- und Gruppengespräche und medikamentöse Optimierung. Ziele der Gruppentherapie bei chronischen Schmerzen sind eine Reduktion der Schmerzen und eine psychische und soziale Rehabilitation mit Verbesserung der persönlichen Ressourcen. Für den Patienten soll sich eine Verbesserung in den Aktivitäten des täglichen Lebens ergeben und auch möglicherweise eine Verbesserung der beruflichen Situation.

6.5 Fazit

Die Schmerztherapie bei Ehlers-Danlos-Syndrom ist in der Regel nicht nur auf eine rein medikamentöse Komponente zu beschränken. Häufig führt erst eine Kombination verschiedener Therapieoptionen zu einer suffizienten Schmerzlinderung. Dazu wird es notwendig sein, sich am bio-psycho-sozialen Schmerzmodell zu orientieren. Das Ziel einer schmerztherapeutischen Behandlung im interdisziplinären Team ist bei Anwendung dieses ganzheitlichen Ansatzes die Verbesserung der Lebensqualität.

7. Moderne Bildgebung und radiologische Interventionen beim Ehlers-Danlos-Syndrom

Günther Wittenberg

Das heterogene Krankheitsbild des Ehlers-Danlos-Syndroms (EDS), beruhend auf der Synthesestörung des Kollagens beziehungsweise des Elastins, fordert die Radiologie im Bereich der Bildgebung, aber auch im Bereich der interventionellen Techniken (Böhm et al., 2002; Watanabe et al., 2008). Die diagnostische Bildgebung unterstützt die anderen medizinischen Fachbereiche, bei deren Therapieplanungen, durch möglichst detailgenaue Darstellung der pathologischen Befunde. Die interventionelle Radiologie ermöglicht mit ihren minimal-invasiven Techniken die effektive Therapie z. B. von Gefäßkomplikationen. Der erste Teil dieses Beitrages setzt sich mit der Bildgebung der vielfältigen Komplikationen beim EDS auseinander und im zweiten Teil werden radiologisch gesteuerte Behandlungsmethoden vorgestellt.

7.1 Diagnostische Möglichkeiten der Radiologie beim EDS

Die Sonographie ermöglicht u. a. die schnelle Untersuchung des Bauchraumes bei akuten Beschwerden und kann damit schon wegweisend sein für die weitere Therapie des Patienten, z. B. bei akuten Blutungen im Bauchraum durch Organzerreisungen, die einer schnellen chirurgischen Intervention bedürfen (Delorme, 2005). Durch den Einsatz hochauflösender Schallköpfe besteht zudem die Option kleinste oberflächliche Läsionen, z. B. hypo- beziehungsweise hypertrophes Narbengewebe der Haut, im Submillimeterbereich zu vermessen und im Verlauf zu kontrollieren (Machet et al., 2006). Bei Säuglingen wird die Sonographie zur Beurteilung der Hüftgelenke hinsichtlich Luxationen und Gelenkhypoplasien (Abb. 7.1) und im Erwachsenenbereich zur Beurteilung des Kapsel- und Bandapparates der großen Gelenke eingesetzt. Ein Problem der Sonographie besteht darin, dass sie in stark lufthaltigen Körperbereichen keine beziehungsweise nur eingeschränkte Untersuchungs-

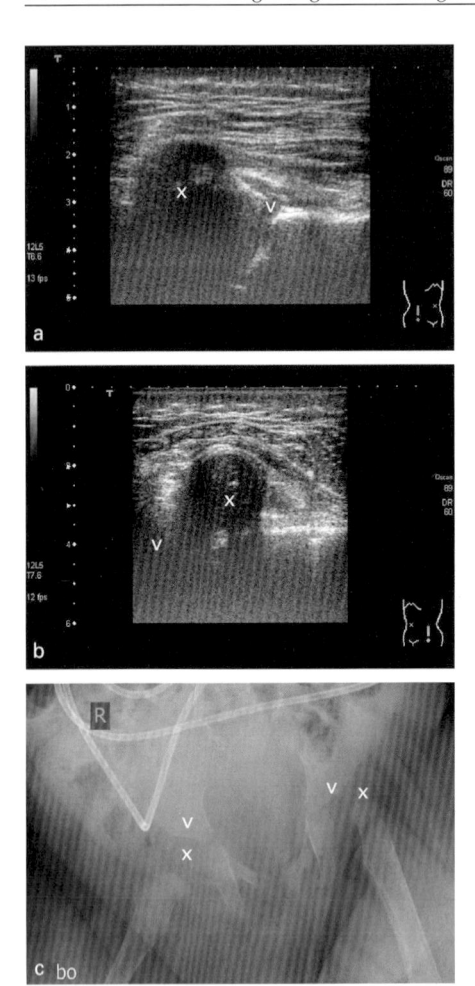

Abb. 7.1a: Sonographie der rechten Hüfte: Ungenügende Überdeckung des Hüftkopfes (X) durch die Hüftgelenkspfanne (V).
b: Sonographie der linken Hüfte: Der Hüftkopf (X) ist aus der Hüftgelenkspfanne disloziert und steht oberhalb der Gelenkpfanne.
c: Röntgenaufnahme des Beckens: Hüftgelenksluxation links bei beidseitiger Hüftgelenksdysplasie.

7.1 Diagnostische Möglichkeiten der Radiologie beim EDS

ergebnisse liefern kann. Dies betrifft insbesondere die Lunge und den Bauchraum bei geblähten Patienten. Ergänzend werden dann Schnittbildverfahren wie die Computertomographie (CT) und die Magnetresonanztomographie (MRT) eingesetzt.

Die **farbkodierte Duplexsonographie** erlaubt mit einer hohen Genauigkeit die nicht invasive Beurteilung der Hals-, Arm- und Beinarterien. Sie vermag in der Hand des erfahrenen Untersuchers Gefäßwanddissektionen (Abb. 7.2), Gefäßstenosen, Aneurysmen und auch Kurzschlussverbindungen zwischen Arterien und Venen (AV-Fisteln) der Gefäßperipherie zu detektieren (Kubale et al., 2002). Auch dieses sonographische Untersuchungsverfahren weißt Limitationen auf, z. B. bei bestehenden Gefäßwandverkalkungen, bei ausgeprägten Weichteil- oder Luftüberlagerungen der Gefäße. Im Körperstammbereich ist die farbkodierte Duplexsonographie nicht geeignet um Veränderungen der kleineren Gefäße mit Sicherheit nachzuweisen, wie z. B. die Darstellung von Darmblutungen. An weiterführenden Verfahren stehen hierfür, in Abhängigkeit von der Fragestellung, die digitale Subtraktionsangiographie (DSA), die Computertomographie und die Magnetresonanztomographie zur Verfügung. Mit **konventionellen Röntgenbildern** lassen sich u. a. im Bereich des Brustkorbes und des Bauchraumes schnell lebensrettende Diagnosen erheben, wie z. B. die eines Pneumothorax (Abb. 7.3) oder von freier Luft im Bauchraum bei einer Darmper-

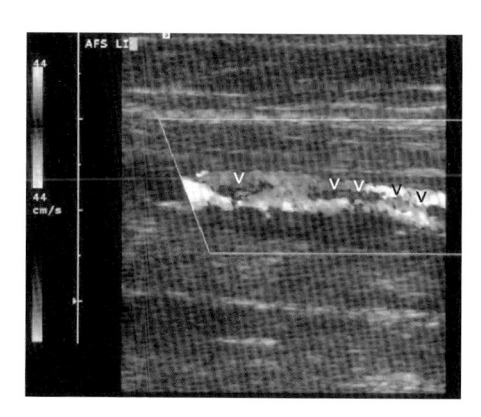

Abb. 7.2: Gefäßwanddissektion der Arteria femoralis superficialis (V).

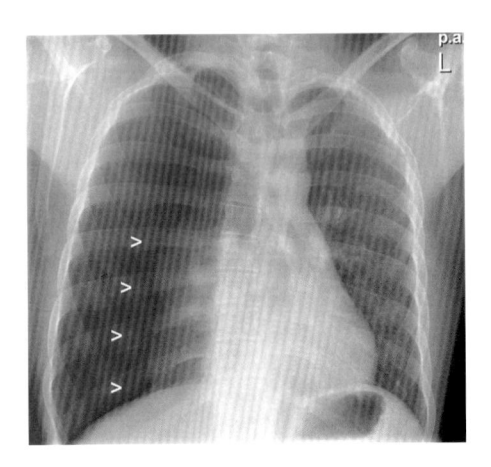

Abb. 7.3: Pneumothorax rechts. Die Pfeile markieren die zusammengefallene rechte Lunge (>).

foration (Abb. 7.4). Konventionelle Röntgenaufnahmen ermöglichen ebenfalls die Darstellung von Wirbelsäulenskoliosen zur OP-Planung, die Darstellung von Gelenkluxationen (Abb. 7.5) aber auch die Darstellung von Gelenkarthrosen (Abb. 7.6), die bei EDS-Patienten vorzeitig im Rahmen der Kapsel-Band-Instabilitäten auftreten können, zur weiteren Therapieplanung.

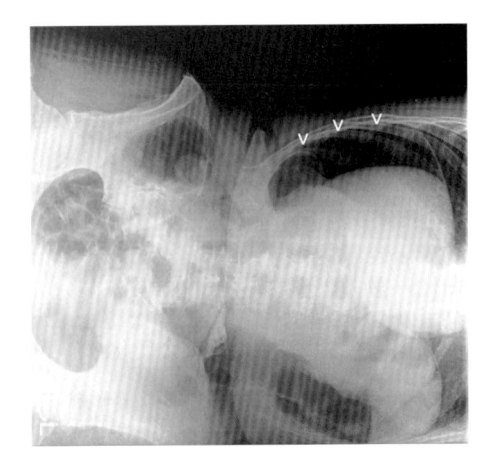

Abb. 7.4: Freie intrabdominelle Luft bei Darmperforation (V).

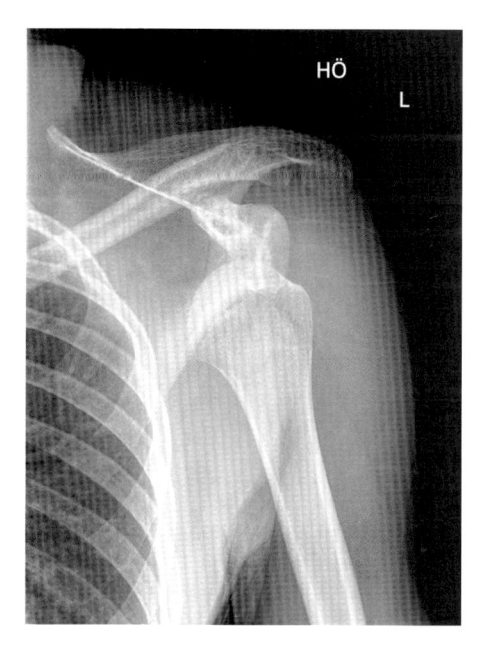

7.1 Diagnostische Möglichkeiten der Radiologie beim EDS

Abb. 7.5: Luxation des Humeruskopfes aus der Gelenkpfanne mit knöcherner Absprengung.

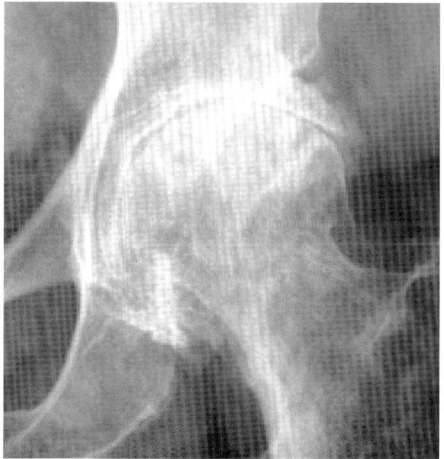

Abb. 7.6: Schwere Hüftgelenksarthrose mit fast kompletten Aufbrauch des Gelenkspaltes.

7. Moderne Bildgebung und radiologische Interventionen

Die **Computertomographie (CT)** erlaubt die Betrachtung des Körpers in dünnen Schichten mit einer hohen Detailauflösung. Das Verfahren beruht auf der Röntgentechnik. Aus den ermittelten einzelnen Schichtbildern lassen sich computergestützte 3-D Rekonstruktionen errechnen. Diese 3-D Rekonstruktionen ermöglichen dem Operateur, besonders bei komplexen Befunden, eine verbesserte Orientierung und Planung von aufwendigen Operationen. Mit der CT können die meisten Komplikationen des EDS mit hoher diagnostischer Sicherheit und Genauigkeit dargestellt werden, auch wenn es sich um ausgedehnte und schwierige Befunde handelt, sei es z. B. die Darstellung von Organzerreisungen, von Blutungen (Abb. 7.7) oder von größeren Gefäßveränderungen. Für die Optimierung der Untersuchung, insbesondere bei der Suche von Blutungen oder Gefäßveränderungen (z. B. Gefäßwandaneurysmen und -dissektionen), ist die i. v. Gabe von jodhaltigen Kontrastmitteln notwendig (Galanski et al., 2006). Die Untersuchungszeit des gesamten Brustkorbes und des Bauchraumes liegt bei der modernsten CT-Gerätegeneration im Sekundenbereich.

Die **Magnetresonanztomographie (MRT)** erlaubt ebenfalls die schichtweise Darstellung des Körpers in jeder gewünschten Ebene

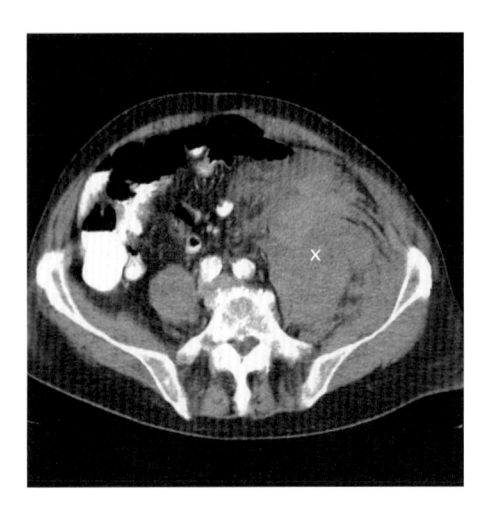

Abb. 7.7: Große mesenteriale Einblutung (X) nach Zerreisung der Milz.

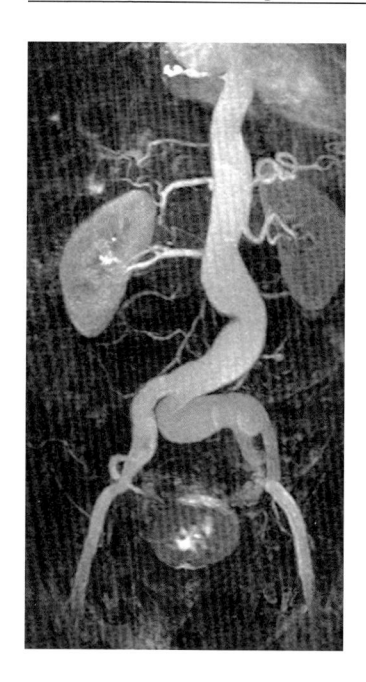

7.1 Diagnostische Möglichkeiten der Radiologie beim EDS

Abb. 7.8: MR-Angiographie der Aorta abdominalis mit Nachweis eines langstreckigen Aneurysmas vom Diaphragma bis in die Beckenarterien.

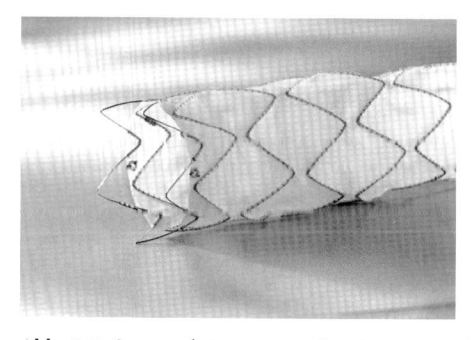

Abb. 7.9: Stentgraft (gecoverter Stent) zur Ausschaltung von Aneurysmen oder Gefäßzerreisungen im Bereich der Aorta thoracalis (mit freundlicher Genehmigung der Fa. Jotec: E-vita thoracic Stent).

66 7. Moderne Bildgebung und radiologische Interventionen

des Raumes ohne den Einsatz von Röntgenstrahlen. Im Vergleich mit der CT ist sie untersuchungszeitaufwendiger und somit für lebensbedrohliche Notfälle nicht geeignet. In solchen Notfallsituationen ist die CT mit ihren extrem kurzen Untersuchungszeiten zu bevorzugen. Die MRT bietet sich vor allem an für Untersuchungen im Bereich der Gefäße, des Gehirns, der Wirbelsäule, des Kapsel-Band-Apparates der Gelenke und des Spinalkanales (Rummeny et al., 2006). Die MRT ermöglicht die Visualisierung von Strukturen die mit anderen Verfahren nicht, beziehungsweise nur bedingt dargestellt werden können, wie beispielsweise der

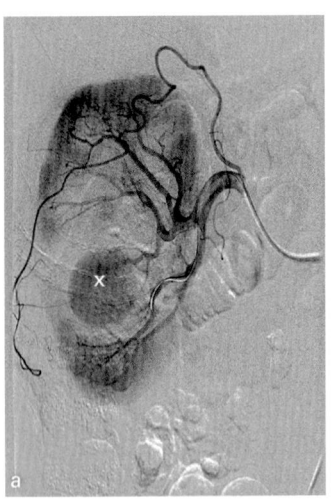

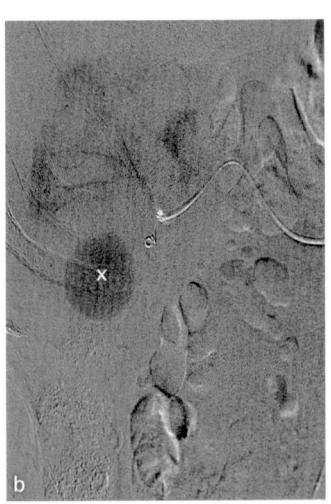

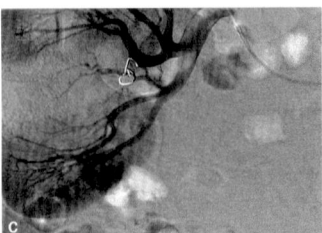

Abb. 7.10a: Darstellung eines ca. 3 cm großes Aneurysma intraparenchymal (X). **b:** Platzierung des ersten Mikrocoils über einen Mikrokatheter. **c:** Komplette Ausschaltung des Nierenarterienaneurysmas.

7.1 Diagnostische Möglichkeiten der Radiologie beim EDS 67

Kapsel-Bandapparat von Gelenken. Je nach Fragestellung ist bei der MRT die i. v. Gabe eines gadoliniumhaltigen Kontrastmittels notwendig, z. B. bei Gefäßdarstellungen (Abb. 7.8). Eine Einschränkung erfährt der Einsatz der MRT bei Patienten mit Herz-

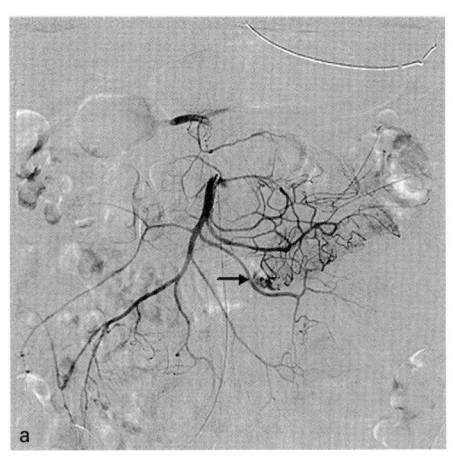

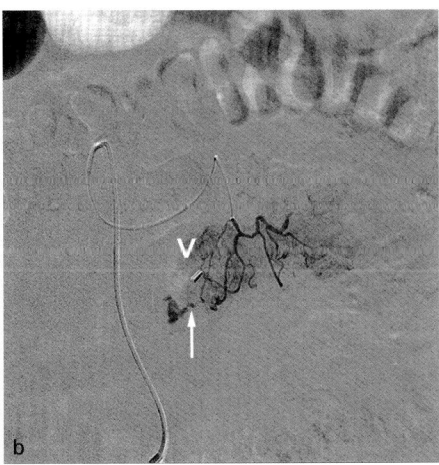

Abb. 7.11a: Lokalisierung der Blutung im oberen Dünndarm (→),
b: Platzierung des Mikrokatheters vor der zweiten blutenden Darmarterie (→) nach der Embolisation der 1. Blutungsstelle mit Mikrocoils (V).

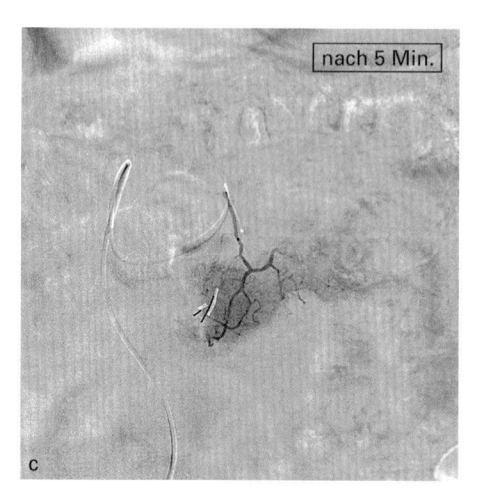

Abb. 7.11c: In der Kontrolldarstellung Ausschluss einer Restblutung nach der Embolisationstherapie.

schrittmachern, ferromagnetischen Fremdkörpern oder eingesetzten Medikamentenpumpen und Neurostimulatoren, da diese Patienten dem Magnetfeld nicht ausgesetzt werden dürfen.

Beiden Schnittbildverfahren, der CT und der MRT, ist gemein, dass sie Gefäßveränderungen in kleinen Gefäßen, z. B. Darmarterien, untersuchungstechnisch nicht ausreichend darstellen können. Um diese kleinen Gefäße darzustellen, kommt die diagnostische **digitale Subtraktionsangiographie (DSA)** zum Einsatz. Hierbei erfolgt in Lokalanästhesie über einen arteriellen Zugang, im Regelfall in der Leiste, die selektive Katheterdarstellung der interessierenden Gefäßprovinz unter Röntgenkontrolle (Kadir, 1991). Für die Visualisierung der Gefäße wird jodhaltiges Kontrastmittel gespritzt. Die DSA ermöglicht die ortsgenaue Darstellung von arteriellen Blutungen, z. B. im Darm (Abb. 7.11a), von Gefäßverschlüssen, aber auch die Darstellung von AV-Fisteln oder sinocavernöser Fisteln oder intrakranieller Aneurysmen.

7.2 Therapeutische Möglichkeiten der Radiologie beim EDS

Die interventionelle Radiologie verfügt über etablierte Verfahren, die es ermöglichen Gefäßkomplikationen therapeutisch anzugehen. Diese, meist kathetergesteuerte, Verfahren werden aufgrund ihrer geringen Invasivität zunehmend eingesetzt beziehungsweise finden ihren Einsatz in Körperregionen bei denen eine operative Sanierung des Befundes nur mit einem hohen Risiko oder überhaupt nicht möglich ist. Vor dem Hintergrund der Gefäßkomplikationszahlen von 112 EDS Patienten, die Perdu und Mitarbeiter 2006 publizierten (Tab. 7.1) (Perdu et al., 2006), wird auf verschiedene interventionelle Verfahren zur Therapie dieser Läsionen hingewiesen. Diese Zusammenstellung interventioneller Techniken erhebt keinen Anspruch auf Vollständigkeit, denn dies würde den Umfang dieses Übersichtsreferates bei weitem übersteigen. Des Weiteren muss darauf hingewiesen werden, dass diese Verfahren in jedem einzelnen Fall individuell hinsichtlich ihrer Eignung und des Risikos für den Patienten abgewägt werden müssen.

Eine Therapieform für Aneurysmen oder Blutungen aufgrund einer Gefäß- oder Aneurysmaruptur eines größeren Gefäßes ist der perfusionserhaltende Einsatz speziell ummantelter Gefäßstützen

Tab. 7.1: Gefäßkomplikationen von 112 Patienten, die an einem vaskulären Ehlers-Danlos Syndrom leiden (aus Perdu, J. et al.: Syndrome de Ehlers-Danlos vasculaire. Presse med. 2006; 35: 1864–1875).

	Patienten n (%)
arterielle Aneurysmen (12 aortal)	54 (48)
arterielle Gefäßruptur (außer Aneurysmen)	42 (38)
Sinus cavernosus Fisteln	27 (24)
Hämatome	21 (19)
Perioperative Hämorrhagien	18 (17)
arterielle Dissektionen (12 aortal)	14 (13)
Aneurysmaruptur	10 (9)
Aneurysma spurium	6 (6)
Arteriovenöse Fisteln	3 (3)
Coronaraneurysma	2 (2)

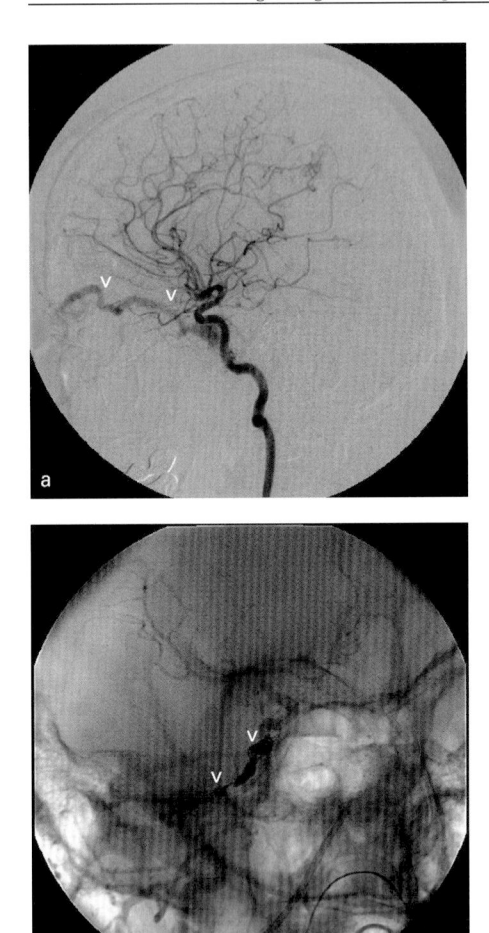

Abb. 7.12a: Große spontane sinocavernöse Fistel (V). **b:** Okklusion der Fistel durch Mikrocoils (V).

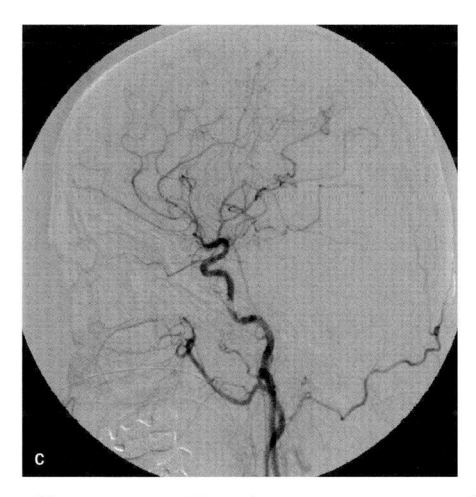

Abb. 7.12c: Verschluss der sinocavernösen Fistel in der Kontroll-DAS.

(gecoverte Stents, Endoprothesen (Abb. 7.9)). Diese speziellen selbstexpandierenden Stents werden in die Arterie eingeführt und vor Ort freigesetzt. Durch ihre Überdimensionierung, in Bezug auf den Gefäßdurchmesser, fixieren sie sich selbst an der Gefäßwand. Bei der Beurteilung, ob dieses Verfahren zum Einsatz kommen kann, ist es unter anderem wichtig, dass entsprechende Verankerungszonen, ober- und unterhalb des Aneurysmas beziehungsweise der Blutungsstelle, für eine optimale Fixierung und Abdichtung des Stents vorhanden sind. Dies kann mit der CT oder MRT geklärt werden. Ist keine ausreichende Landungszone für die Endoprothese vorhanden, so wird sie weiter hinterblutet und das Aneurysma weiter perfundiert beziehungsweise die Blutung wird nicht gestoppt. Im Falle einer akut lebensbedrohenden Aneurysmaruptur steht im Regelfall die operative Sanierung des Befundes im Vordergrund (Hahn, 2007).

In Abhängigkeit von der Lage und der Form eines Aneurysmas kann es notwendig werden, dass das Aneurysma selbst verschlossen wird, wie beispielsweise im Bereich des Gehirns. Dies erfolgt

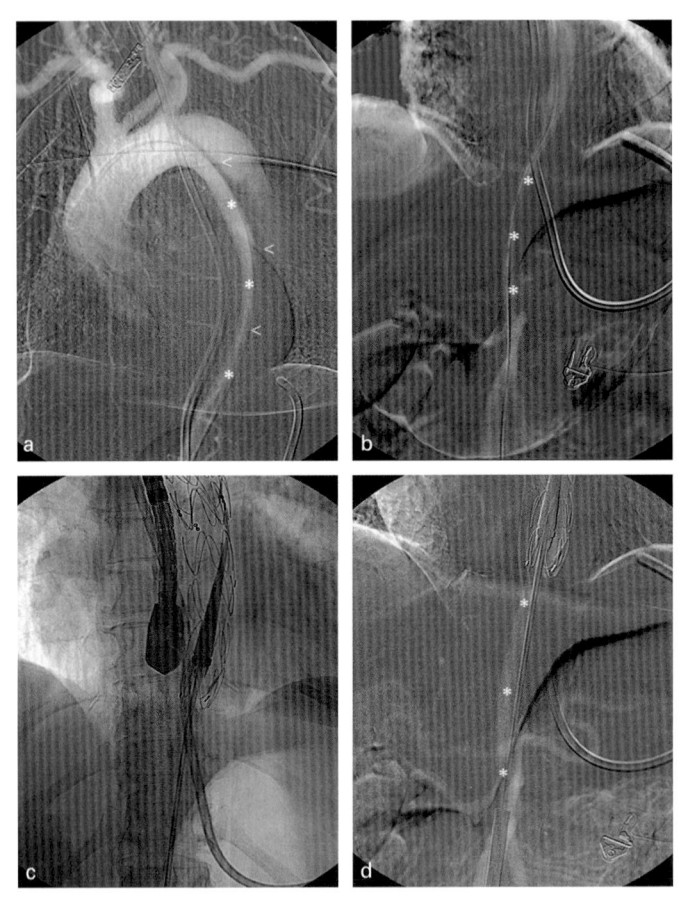

Abb. 7.13a: Einengung des wahren Gefäßlumens (*) durch die Dissektionsmembran (<). **b:** Hochgradige Einengung des wahren Gefäßlumens (*). **c:** Einbringung einer großlumigen Endoprothese zur Wiedereröffnung des wahren Gefäßlumens. **d:** Deutlich verbesserte Perfusion der Aorta durch die Wiedereröffnung des wahren Gefäßlumens (*).

durch den Einsatz mikrofasertragender Metallspiralen (Mikrocoils), die über einen Mikrokatheter vor Ort gebracht werden. Je nach Form des Aneurysmas kommt entweder die komplette Ausfüllung des Aneurysmas oder der selektive Verschluss des Aneurysmahalses unter Durchleuchtungskontrolle in Frage (Abb. 7.10b). Diese Mikrocoils finden auch Einsatz bei dem Verschluss arterieller Blutungen kleiner Arterien, z. B. Darmblutung (Abb. 7.11c), sinocavernöser (Abb. 7.12) oder arteriovenöser Fisteln. An weiteren gefäßokkludierenden Substanzen stehen unter anderem flüssige Klebstoffe (beispielsweise Zyanoakrylat) oder nicht resorbierbare Partikel (beispielsweise Polyvinylalkohol-Partikel) zur Verfügung, die aber wesentlich seltener bei der Therapie von Blutungen zum Einsatz gelangen (Hahn, 2007; Rummeny et al., 2006).

Für die Therapie von Gefäßwanddissektionen der Aorta nach Abgang der gehirn- und armversorgenden Arterien finden ebenfalls gecoverte Stents (Endoprothesen) gelegentlich ihren Einsatz. Sie überdecken den oberen Einriss der innersten Gefäßwandschicht und pressen die Dissektionsmembran langstreckig wieder in ihre ursprüngliche Lage zurück und verbessern dadurch wieder die Durchblutung der nachgeschalteten Körperabschnitte (Abb. 7.13). Dieses Verfahren ist im Vergleich mit der operativen Sanierung mit einer wesentlich geringeren Komplikationsrate behaftet (Hahn, 2007).

7.3 Zusammenfassung

Zusammenfassend kann festgestellt werden, dass die Radiologie mit ihren bildgebenden Möglichkeiten die Komplikationen beim EDS mit großer Sicherheit und Genauigkeit darstellt und damit die anderen Fachrichtungen bei der Verlaufsbeobachtung beziehungsweise ihren Therapien unterstützt. Durch die stetige Verbesserung der interventionellen Therapien stehen mittlerweile minimal invasive therapeutische Verfahren zur Verfügung die größere und riskantere operative Eingriffe ersetzen beziehungsweise unterstützen können.

Literatur

Böhm S, Behrens P, Martinez-Schramm A, Löhr JF: Das Ehlers-Danlos-Sndrom. Orthopädie 2002; (31): 108–121.
Delorme S, Debus J. Sonographie: Stuttgart: Thieme, 2005.
Galanski M, Prokop M. Ganzkörpertomographie: Spiral- und Multislice-CT. Stuttgart: Thieme, 2006.
Freyschmidt HD: Handbuch diagnostische Radiologie. Kardiovaskuläres System. Stuttgart: Thieme, 2007.
Kadir S: Diagnostische Angiographie. Stuttgart: Thieme, 1991.
Kubale R, Stiegler H: Farbkodierte Duplexsonographie. Stuttgart: Thieme, 2002.
Machet L, Ossant F, Bleuzen A, Gregoire J-M, Machet M-C, Vaillant L: L'echographie cutanee haute resolution: Utilite pour le diagnostic, le traitement et la surveillance des maladies dermatologiques. J Radiol 2006(87); 1946–1961.
Perdu J, Boutouyrie P, Lahlou-Laforêt K, Khau Van Kien P, Denarié N, Mousseaux E, et al.: Presse Med 2006 (35): 1864–1875.
Rummeny EJ, Reimer P, Heindel W: Ganzkörper-MR-Tomographie. Stuttgart: Thieme, 2006.
Schild H: Angiographie. Stuttgart: Thieme, 2003.
Watanabe A., Shimada T: The vascular type of Ehlers-Danlos Syndrome. J Nippon Med Sch 2008 (75): 254–261.

8. Therapiestrategien beim vaskulären Typ des Ehlers-Danlos-Syndrom

Ulrich Quellmalz

Das Ehlers-Danlos-Syndrom scheint mit einer geschätzten Prävalenz für alle EDS-Formen je nach Literaturangabe zwischen 1 : 10000 und 1 : 25000 die am häufigsten vererbte Erkrankung des Bindegewebes zu sein. Etwa 5 bis 10 % aller EDS-Betroffenen gehören zum vaskulären Typ IV (Gdynia et al., 2008). Der Seltenheit dieser Erkrankung wegen finden sich hierüber in der Literatur überwiegend Einzelfalldarstellungen.

Tab. 8.1: Typisierung des Ehlers-Danlos-Syndroms (Deutsche Ehlers-Danlos-Initiative e.V.).

Klassischer Typ (Typ I und II)	Haut stark überdehn- und verletzbar, Hämatome, Wundheilungsstörung, Überbeweglichkeit der Gelenke, Verletzlichkeit innerer Organe und Gefäße
Hypermobiler Typ (Typ III)	Haut stark überdehn- und verletzbar, ausgeprägte Überbeweglichkeit der Gelenke
Vascularer Typ (Typ IV)	Haut dünn und durchscheinend, ausgeprägte Hämatome, Wundheilungsstörung, Überbeweglichkeit der kleinen Gelenke, Verletzlichkeit innerer Organe und Gefäße
Kyphoskoliotischer Typ (Typ VI)	Haut stark überdehn- und verletzbar, ausgeprägte Wundheilungsstörung, starke Überbeweglichkeit der Gelenke, Augenbeteiligung, Verletzlichkeit innerer Organe
Arthrochalasie Typ (Typ VII A/B)	Haut dünn und überdehnbar, Hüftluxation, ausgeprägte Überbeweglichkeit der Gelenke
Dermatosparaxis Typ (Typ VII C)	Haut sehr schlaff, deutliche Überbeweglichkeit der Gelenke, Beteiligung innerer Organe

Während die Typen I bis III (gravis, mitis) häufig mit diffusen Blutungen kleiner Gefäße einhergehen, ist der vaskuläre Typ (Typ IV) wegen seiner Blutungskomplikationen gefürchtet. Sämtliche Gefäßareale können betroffen sein mit einer Bevorzugung der zerebralen Region sowie der Arterien der mittleren und größeren Kaliber wie Aorta, Zerebralarterien, Nierenarterien aber auch Mesenterialarterien (Gdynia et al., 2008; Germain, 2007; Holodny et al., 1996). Bei der fibromuskulären Dysplasie sind sackförmige Aneurysmabildungen häufiger, jedoch findet sich beim EDS eher eine fusiforme Dilatation der Gefäße. Als jüngste Patientin mit einer vaskulären Problematik bei EDS Typ IV gilt ein 5-jähriges japanisches Mädchen mit intrazerebralen Aneurysmen (Kato et al., 2001).

Die autosomal-dominant vererbte Erkrankung führt über eine Mutation im COL3A1-Gen zu einer Beeinträchtigung der Kollagensynthese, speziell der α1-Kette des Typ III-Kollagens, mit der Folge verminderter Belastbarkeit der Kollagenstrukturen. Da circa 45% der Wände von Arterien und Venen aus diesem Typ III-Kollagen bestehen, ist klinisches Korrelat der Gefäßproblematik die Aneurysmabildung mit Rupturgefahr sowie die Gefäßdissektion mit Gefäßverschluss im arteriellen und die Varikosis im venösen Bereich.

Die gerade bei vom Typ IV des EDS Betroffenen zu beobachtende Häufung von Schwangerschaftsproblemen wird auf vaskuläre Komplikationen wie Gefäßrupturen, Blutungen, Dissektionen und Verschlüsse zurückgeführt (Rudd et al., 1983). Die Schwangerschaftsletalität von EDS Typ IV-Patientinnen wird mit bis zu 25% angegeben (Brees et al., 1995).

Da beim Typ IV des EDS die ansonsten typischen klinischen Symptome der hyperflexiblen Haut und Gelenke fehlen, wird die Diagnose oft erst nach Eintreten von Komplikationen gestellt (Bläker et al., 2007).

Die Behandlungsstrategie bei vaskulären Komplikationen des Ehlers-Danlos-Syndroms muss berücksichtigen, dass die Gefahr ausgeprägter Hämatombildung wegen starker Verletzlichkeit der Gefäße und intraoperativer Komplikationen bei verminderter Wandstabilität stark erhöht ist. Weiterhin besteht eine hohe Rezi-

8. Therapiestrategien beim vaskulären Typ

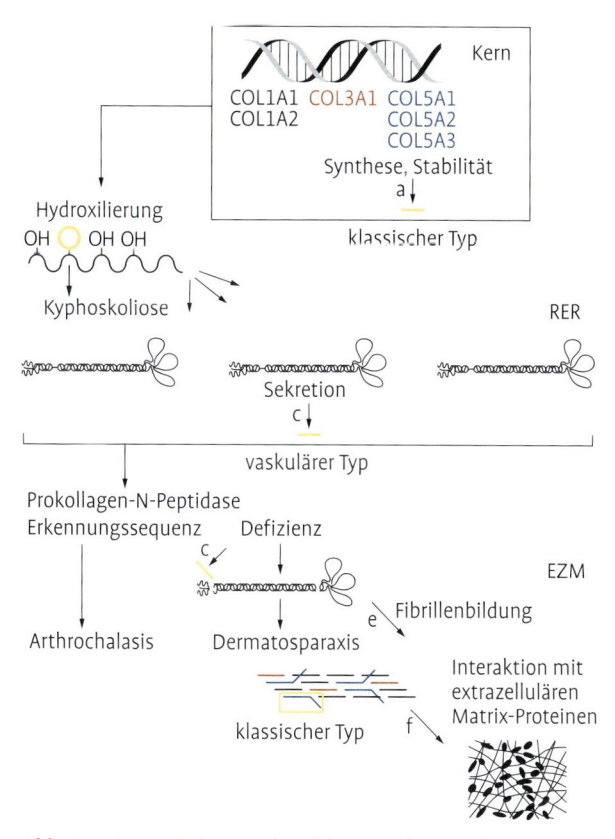

Abb. 8.1: Besonderheiten des Ehlers-Danlos-Syndroms Typ IV (vaskulärer Typ).

divgefahr wegen der Grundproblematik der verminderten Belastbarkeit des Kollagengewebes. Daraus ergibt sich, dass operative oder interventionelle Maßnahmen speziell am arteriellen System nur unter strenger Indikationsstellung gerechtfertigt sind. Dies auch unter dem Gesichtspunkt des jungen Alters, in dem beim EDS-Patienten häufig schon die Diagnose eines Aneurysmas gestellt wird.

8. Therapiestrategien beim vaskulären Typ

Bei der Ausschaltung von arteriellen Aneurysmen ist theoretisch die offene Operation gegenüber der Implantation eines Stentgraftes zu bevorzugen, weil die Stabilität der Gefäßwand der Wandbelastung durch einen Stentgraft nicht ausreichend gewachsen ist und somit die Stabilität der Verankerung nicht gewährleistet ist. Die Anastomosenaht bei der konventionellen Protheseninterposition zur Aneurysmaauschaltung ist aus gleichem Grund erschwert, eine Stabilisierung kann aber entweder durch Armierung der Naht mittels Dacronstreifen und Gewebekleber oder externe Verstärkung durch Prothesensegment („Muffe") erreicht werden (Abb. 8.2).

Gleiches gilt grundsätzlich bei der Therapie der Aortendissektion, wobei hier besonders bei thorakaler oder thorako-abdomineller Ausdehnung die perioperative Letalität mit bis zu 25 % bei der offenen Operation so hoch ist, dass die interventionelle Ausschaltung eine geringere Komplikationsrate verspricht.

Wegen der gegenüber den arteriellen Eingriffen grundsätzlich deutlich geringeren Komplikationsrate und Invasivität der operativen Varizensanierung, kann bei Ehlers-Danlos-Patienten die Indikation zur Varizenoperation großzügiger gestellt werden. Zur Reduzierung der Blutungskomplikationen erscheinen hier lumenverschließende Verfahren wie Radiowellenobliteration oder en-

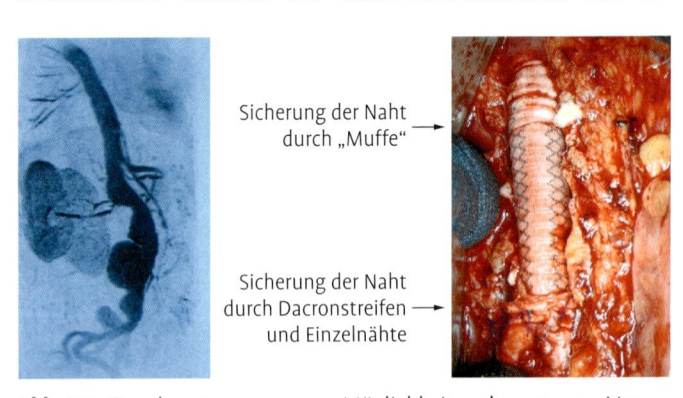

Sicherung der Naht durch „Muffe"

Sicherung der Naht durch Dacronstreifen und Einzelnähte

Abb. 8.2: Bauchaortenaneurysma. Möglichkeiten der externen Verstärkung der Anastomosennaht.

8. Therapiestrategien beim vaskulären Typ

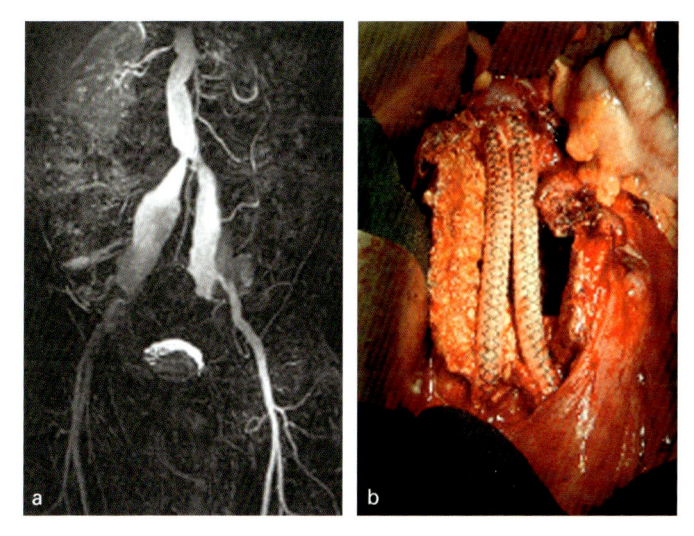

Abb. 8.3: Aorto-biiliakale Dissektion. Angiografie und postoperativer Befund.

dovenöse Lasertherapie gegenüber den klassischen Exherässemethoden (Babcock-Strippeng, Invaginations- oder Kryoexherässe) vorteilhafter.

Zu den bekannten Qualitätskriterien der Sanierung variköser Veränderungen, nämlich Radikalität der Varizenentfernung, hohe kosmetische Ergebnisqualität, funktionelle Verbesserungen, geringe Komplikationsquote sowie hohe und lange Rezidivfreiheit ist hier die Reduktion des Gewebetraumas und die Beschränkung der Venenexherässe ausschließlich auf variköse Segmente entscheidend wichtig, da bei der Vulnerabilität der Arterien größtmöglicher Wert auf den Erhalt unveränderter Venen als eventuelle autologe Transplantate gelegt werden muss.

Vor allem bei jungen Menschen mit vaskulären Veränderungen im Sinne von Dissektionen oder Aneurysmabildung muss ein Ehlers-Danlos-Syndrom mittels molekulargenetischer und/oder elektronenmikroskopischer Diagnostik ausgeschlossen werden. Bei gestellter Diagnose eines EDS vom Typ IV ist ein vollständiger duplexsonografischer Gefäßstatus zu erheben und alle sechs Monate zu kontrollieren, ebenso wie ein craniales Computertomogramm zum Ausschluss aneurysmatischer Veränderungen der intrazerebralen Strombahn.

Eine spezifische Prophylaxe oder Therapie vaskulärer Veränderungen beim Ehlers-Danlos-Syndrom ist nicht bekannt. Die Therapie orientiert sich daher an allgemeingültigen Grundsätzen der Gefäßmedizin. Der Reduktion des Operationstraumas und der Anastomosenstabilisierung ist besondere Aufmerksamkeit zu widmen. Wegen der aufgrund der genetischen Anlage gegebenen hohen Rezidivquote und der erhöhten Gefahr periprozeduralen Komplikationen, ist die Indikation zum invasiven Vorgehen speziell im arteriellen Sektor streng zu stellen.

Literatur

Bläker H, Funke B, Hausser I, Hackert T, Schirmacher P, Autschbach F. Pathology of the large intestine in patients with vascular type Ehlers-Danlos syndrome. Virchows Arch 2007; 450(6): 713–717.

Brees CK, Gall SA. Rupture of the external iliac artery during pregnancy: a case of type IV Ehlers-Danlos syndrome. J Ky Med Assoc 1995; 93(12): 553–555.

Gdynia HJ, Huber R. Bilateral internal carotid artery dissections related to pregnancy and childbirth. Eur J Med Res 2008; 13(5): 229–230.

Germain DP. Ehlers-Danlos syndrome type IV. Orphanet J Rare Dis 2007; 2: 32.

Holodny AI, Deck M, Petito CK. Induction and subsequent rupture of aneurysms of the circle of Willis after radiation therapy in Ehlers-Danlos syndrome: a plausible hypothesis. AJNR Am J Neuroradiol 1996; 17(2): 226–232.

Kato T, Hattori H, Yorifuji T, Tashiro Y, Nakahata T. Intracranial aneurysms in Ehlers-Danlos syndrome type IV in early childhood. Pediatr Neurol 2001; 25(4): 336–339.

Rudd NL, Nimrod C, Holbrook KA, Byers PH. Pregnancy complications in type IV Ehlers-Danlos Syndrome. Lancet 1983; 1(8314-5): 50–53.

9. Ambulante Rehabilitation an Skelett und Nervensystem bei Ehlers-Danlos-Syndrom

Michael Haupts

9.1 Alltagsrelevante Behinderungen beim Ehlers-Danlos-Syndrom

Viele Patienten mit EDS werden mit Auffälligkeiten an Haut, Gelenken und Wirbelsäule beim Arzt vorstellig. Für die Erkennung und Zuordnung eines EDS wurden bis zur Klassifikation anhand molekularer und genetischer Merkmale (Beighton et al., 1998) entsprechende Veränderungen sogar als entscheidende diagnostische Kennzeichen hervorgehoben. Angeborene Hüftfehlstellungen (Hüftdysplasien), aber auch Wirbelsäulenverbiegung (Skoliose) oder Knochenbrüche sind bei EDS typische Gründe für medizinische Behandlungen. Dazu können im Lebensverlauf auch orthopädische Beschwerden durch Fehlbelastung und Gelenkverschleiß kommen. Nicht selten stellt sich dann die Frage nach operativen Korrekturen, Hilfsmittelversorgung und weiterführenden Behandlungen.

Weniger im Vordergrund stehen bei EDS-Beschwerden seitens des Nervensystems. Überstreckbare Gelenke und Fehlbelastungen können allerdings zu Nerven-Dehnungsschäden führen, die dann mit Empfindungsstörungen oder sogar Lähmungen verlaufen können (Galan et al., 1995). Besondere Aufmerksamkeit haben in jüngster Zeit Durchblutungsstörungen des Gehirns gewonnen: unter den Menschen mit „jugendlichen" Schlaganfällen, also Hirninfarkten vor dem typischen Alter ab dem 45. Lebensjahr, finden sich bei genauer Untersuchung immer wieder EDS-Betroffene. Vor allem Blutgefäßveränderungen stehen dahinter, die unter dem Mikroskop Veränderungen wie beim EDS-Typ III oder IV zeigen, ohne dass bei den meisten der Betroffenen zuvor eine solche Erkrankung bekannt war (Brandt et al., 2005). Nur 5 % dieser Patienten zeigen typische Veränderungen an Haut oder Skelett. Auch bei spontanen Hirnblutungen durch

9. Ambulante Rehabilitation an Skelett und Nervensystem

Blutgefäßaussackungen (sogenannte Aneurysmen) fanden sich in einer Untersuchung 7/21 (30 %) der Patienten mit EDS-typischen Gewebsveränderungen. Bei diesen Spezialproblemen der Schlaganfall-Behandlung stoßen Neurologen daher öfter unerwartet auf ein EDS vom „vaskulären" Typ (Grond-Ginsbach et al., 2002). Je nach Art des Schlaganfalls müssen danach Sprache, Gehen, Handgebrauchsfähigkeit oder andere Ausfälle behandelt werden.

9.2 Was bedeutet Rehabilitation?

Das aus dem Latein entlehnte Wort „Rehabilitation" bedeutet „wieder in den Stand setzen", wieder befähigen (nämlich für die Alltagsaufgaben, Schule, Beruf). Seit 2004 legt das Sozialgesetzbuch (SGB V) in Deutschland einen gesetzlichen Anspruch auf Rehabilitationsbehandlung fest, wenn infolge einer Erkrankung eine alltagsrelevante Behinderung besteht, die mit Aussicht auf Erfolg durch geeignete Behandlung gelindert oder beseitigt werden kann. Das deutsche Sozialgesetzbuch unterscheidet Reha-Phasen, so die Phase C (typischerweise stationäre Reha in Kliniken), für leichter betroffene und mobile Menschen die Reha-Phase D. Diese ist inzwischen in zahlreichen Städten und Ballungsgebieten auch am Wohnort möglich (ganztägig ambulante Reha). Eine solche Einrichtung wurde auch 2007 in Bielefeld eröffnet.

In Deutschland wird der Gedanke verfolgt, „Akutmedizin" und Rehabilitationsmedizin organisatorisch zu trennen. „Akutmedizin" soll sich auf die diagnostische Erkennung und Behandlung von Krankheitsursachen, auf Operationen und Notfallversorgung spezialisieren. Vielfach sind allerdings Menschen im Alltag nicht so sehr durch Laborwerte oder Mikroskop-Befunde behindert, sondern vielmehr durch deren sekundäre Folgen – wie Skelettverbiegungen, Bewegungsbehinderungen, Schmerzen. Die Weltgesundheitsorganisation fordert daher, solche Einschränkungen und darüber hinaus auch die weiterreichenden Krankheitsfolgen auf der Ebene von Alltagshandicaps (z. B. Behinderung von Freizeit, Beruf, Teilhabe am „normalen Leben") zu beachten und zu behandeln. Dies stellt das Aufgabenfeld für die Rehabilitation dar.

Tab. 9.1: Rolle der Rehabilitation in unserem Gesundheitssystem.

Akutmedizin	Rehabilitation
Krankheit diagnostizieren	Krankheitsfolgen behandeln
akute Krankheit, Operation	stabile Krankheit
Ziel: Heilung?	Ziel: Linderung, Kompensation
Arzt im Mittelpunkt	Therapie-Team im Mittelpunkt
Einzelleistungen	Therapieprogramm

Die gesetzlichen Aufgaben für die Rehabilitation können in der „normalen" akutmedizinischen Behandlung nur begrenzt geleistet werden, weil verkürzte Verweilzeiten im Akutkrankenhaus und begrenzte Mittel des Hausarztes oft keine umfassende und dauerhafte Therapie gestatten. Dafür können im Rahmen der Akutmedizin aber diagnostische Untersuchungen geleistet, Arzneimittel verschrieben und Operationen durchgeführt werden. Akutmedizin und Rehabilitationsmedizin sind also keine Gegensätze, sondern sollen sich im Idealfall ergänzen. Zur Veranschaulichung dient die Tabelle.

Methoden der Rehabilitationsmedizin sind Verfahren wie Krankengymnastik in Einzel- und Gruppenanwendungen, auch mit Geräten und im Bad; physikalische Therapien mit Wärmeträgern, auch Kälte, Stromdurchflutung, Ultraschall, schmerzlindernden Maßnahmen und Massagen; Ergotherapie zum Erproben und Trainieren von Alltagsabläufen und Hilfsmitteln; Maßnahmen der medizinischen Trainingstherapie zur Kräftigung und Bewegungsschulung. Dazu kommen Hilfsmittel-Anpassung, Schulungen, Entspannungstraining, aber auch Sozialberatung oder Ernährungsberatung. Für neurologische Patienten stehen nach Schlaganfall auch Sprachtherapie (Logopädie), Hirnleistungsprüfungen und -behandlungen (Neuropsychologie) und spezielle Medikamentenbehandlungen zur Verfügung. Damit ergibt sich ein ganzes Spektrum an Maßnahmen. Typischerweise wird dies nicht in Einzelmaßnahmen, sondern als (im Team abgestimmtes) Reha-Programm über mehrere Wochen verabreicht. Über solche Zeiträume können dann auch bei umfänglicheren Behinderungen Fortschritte erzielt werden.

Vorteile einer ambulanten Reha-Maßnahme können z. B. sein:
- Wohnort-, Alltags- und Problem-Nähe
- Intensive Therapieform, mehrere Behandlungen pro Tag
- Kostengünstig (keine Übernachtungs- und Wochenendkosten)
- Keine Trennung von Familie und sozialem Umfeld
- Verknüpfungen mit Vor- und Weiterbehandlung am Ort

9.3 Wie gelangt man in die Rehabilitationsmaßnahme?

In Deutschland ist der Zugang zur Rehabilitation an die vorherige Zusage des zuständigen Kostenträgers gebunden. Das ist für Berufstätige die Deutsche Rentenversicherung (DRV), für andere Patienten die gesetzliche oder private Krankenkasse. Nach Krankenhausbehandlung, z. B. nach orthopädischer OP, kann unmittelbar eine sogenannte Anschlussheilbehandlung (AHB) beantragt werden.

9.4 Was kann Rehabilitation bewirken?

Oft gelingt eine Verbesserung von Körperfunktionen (z. B. Kraft und Ausdauer, Ausgleich von Bewegungsbehinderungen, Abbau von Schmerzen). Auch die weiterreichenden Krankheitsfolgen auf

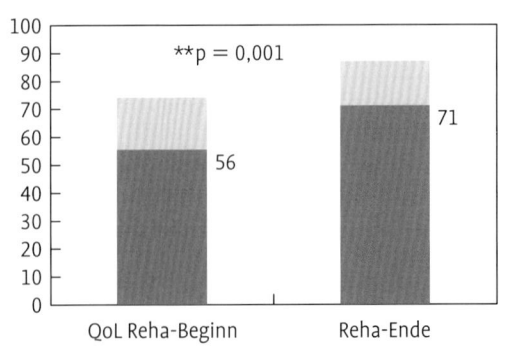

Abb. 9.1: Messung des Gesundheitsbefindens (QoL) gemessen mit EQ-5D. Amb. Reha ZMR Bielefeld 2008. Mittelwerte – dunkel und Standardabweichung – hell.

der Ebene der Alltagshandicaps können dann besser bewältigt werden. Bei einer Untersuchung des neuen Zentrums für Medizinische Rehabilitation in Bielefeld fand sich, dass genau diese Punkte tatsächlich für Patienten mit Krankheiten an Skelett und Nervensystem im Verlauf einer solchen ambulanten Reha-Maßnahme deutlich zu bessern waren.

Literatur

Beighton P, De Paepe A, Steinmann B, Tsipouras P, Wenstrup RJ. Ehlers-Danlos syndromes: revised nosology, Villefranche, 1997. Am J Med Genet 1998; 77(1): 31–37.

Brandt T, Morcher M, Hausser I. Association of cervical artery dissection with connective tissue abnormalities in skin and arteries. Front Neurol Neurosci 2005; 20: 16–29.

Galan E, Kousseff BG. Peripheral neuropathy in Ehlers-Danlos syndrome. Pediatr Neurol 1995; 12(3): 242–245.

Grond-Ginsbach C, Schnippering H, Hausser I, Weber R, Werner I, Steiner HH, et al. Ultrastructural connective tissue aberrations in patients with intracranial aneurysms. Stroke 2002; 33(9): 2192–2196.

10. Der Schwerbehindertenausweis – Wer bekommt ihn, wie bekommt man ihn, was bringt er?

Hans Dick

10.1 Was ist eine Behinderung?

Eine Behinderung im Sinne des Gesetzes liegt vor, wenn die körperliche Funktion, geistige Fähigkeit oder seelische Gesundheit eines Menschen mit hoher Wahrscheinlichkeit länger als sechs Monate von dem für das Lebensalter typischen Zustand abweichen und daher seine Teilhabe am Leben in der Gesellschaft beeinträchtigt ist (§ 2 Abs. 1 SGB IX). Der Grad der Behinderung (GdB) ist das Maß für körperliche, geistige, seelische und soziale Auswirkungen der Funktionsbeeinträchtigung durch eine Behinderung. Der GdB wird vom Versorgungsamt in Zehnergraden von 20 bis 100 festgestellt.

Entscheidend für die Feststellung einer (Schwer-)Behinderung ist nicht eine bestimmte Ursache oder Erkrankung; Art und Ursache einer Behinderung sind nicht maßgeblich, sondern die Auswirkungen auf die Aktivitäten des täglichen Lebens und die Teilhabe an allen Lebensbereichen.

10.2 Wer ist schwerbehindert?

Schwerbehindert sind Personen, mit einem GdB von wenigstens 50, sofern sie ihren Wohnsitz, ihren gewöhnlichen Aufenthalt oder ihre Beschäftigung auf einem Arbeitsplatz rechtmäßig in Deutschland haben.

10.3 Wozu dient der Schwerbehindertenausweis?

Schwerbehinderte Menschen erhalten auf ihren Antrag hin einen Schwerbehindertenausweis. Er dient als Nachweis dafür, dass eine solche Behinderung vorliegt. Mit diesem Nachweis wird der

Zugang zu sogenannten Nachteilsausgleichen eröffnet, die auf gesetzlicher oder auf freiwilliger Grundlage eingeräumt werden. So sieht z. B. das Steuerrecht eine Reihe von Vergünstigungen vor, welche die finanziellen Nachteile von Menschen mit Behinderung angemessen berücksichtigen sollen. Den Schwerpunkt bildet dabei die Einkommens- und Lohnsteuer. Schwerbehinderte Menschen genießen einen besonderen Kündigungsschutz (§ 85 SGB IX) und haben Anspruch auf Zusatzurlaub (§ 125 SGB IX). Im Verkehr können bei Vorliegen weiterer Voraussetzungen Parkerleichterungen in Anspruch genommen werden oder es besteht ein Anspruch auf Freifahrt in öffentlichen Verkehrsmitteln nach Erwerb einer dementsprechenden Wertmarke. Einen Überblick über die verschiedenen Nachteilsausgleiche und deren Voraussetzungen enthält folgende Internetseite: http://www.zbfs.bayern.de/schwbg/wegweiser/wegrechte.html#A20

10.4 Was sind Merkzeichen und welche Bedeutung haben sie?

Merkzeichen sind bestimmte Buchstaben, die in den Schwerbehindertenausweis eingetragen werden können. Sie dienen als Nachweis für besondere Beeinträchtigungen und eröffnen speziell darauf abzielende Nachteilsausgleiche, z. B.:

- **B:** Berechtigung zur unentgeltlichen Mitnahme einer Begleitperson bei der Benutzung von öffentlichen Verkehrsmitteln
- **aG:** außergewöhnliche Gehbehinderung, Berechtigung für Parkerleichterungen
- **RF:** Befreiung von der Rundfunkgebührenpflicht.

10.5 Wie werden der Grad der Behinderung und die Merkzeichen festgestellt?

Die Feststellung erfolgt durch das Versorgungsamt, in Bayern durch das Zentrum Bayern Familie und Soziales. Sie erfolgt nur auf Antrag. Nach Antragseingang werden zunächst Ermittlungen zum Gesundheitszustand des Antragstellers angestellt. Zur Verfahrensbeschleunigung und aus Kostengründen wird in der Regel zunächst lediglich ein Befundbericht des Hausarztes und gegebenenfalls des HNO- und Augenarztes eingeholt. Die Befunde der anderen mitbehandelnden Fachärzte liegen regelmäßig bereits dem Hausarzt vor, der sie dem Versorgungsamt zur Verfügung stellt. Anschließend prüft der zuständige Bearbeiter, ob alle erforderlichen ärztlichen Befunde eingegangen sind. Ist dies der Fall, werden die Unterlagen dem Ärztlichen Dienst zugeleitet. Dort wird entschieden, ob eine Einstufung bereits anhand der vorliegenden Befunde möglich ist, ob weitere Befunde erforderlich sind, oder ob der Antragsteller untersucht werden muss. Ist eine Untersuchung erforderlich, wird mit dem Antragsteller ein Termin vereinbart. Nach Abschluss der ärztlichen Prüfung kann unter Berücksichtigung des Entscheidungsvorschlages des Ärztlichen Dienstes über den Antrag entschieden werden. Es wird ein rechtsbehelfsfähiger Bescheid erlassen, das heißt gegen diesen Bescheid kann Widerspruch oder im weiteren Verlauf gegebenenfalls Klage eingereicht werden. Der Bescheid enthält eine Rechtsbehelfsbelehrung, die auf das mögliche Rechtsmittel ausdrücklich hinweist.

10.6 Nach welchen Kriterien werden der Grad der Behinderung und die Merkzeichen festgestellt?

Seit dem 01. 01. 09 gilt die Versorgungsmedizin-Verordnung mit den Versorgungsmedizinischen Grundsätzen (http://www.gesetze-im-internet.de/normengrafiken/bgbl1_2008_ab/j2412_0010.pdf).
Diese hat die bisherigen „Anhaltspunkte für die ärztliche Gutachtertätigkeit im sozialen Entschädigungsrecht und nach dem Schwerbehindertenrecht (Teil 2 SGB IX)" (AHP) abgelöst. Diese Grundsätze enthalten allgemeine Beurteilungsregeln und Einzelangaben darüber, wie hoch der Grad der Behinderung bei welchen Behinderungen festzusetzen ist. Sie wird fachlich vorbereitet durch den „Ärztlichen Sachverständigenbeirat Versorgungsmedizin", ein Beirat mit 17 Ärzten. Die Mitglieder des Beirats unterliegen keinerlei Weisungen.

Das EDS ist in der Anlage zur Versorgungsmedizin-Verordnung nicht aufgeführt. Es handelt sich um eine relativ seltene Bindegewebserkrankung mit sehr vielfältigen Symptomen. Auswirkungen und Ausprägungsgrad sind individuell sehr unterschiedlich. Im Hinblick auf das unterschiedliche Ausmaß und die unterschiedlichen Arten von möglichen Beeinträchtigungen, ist eine pauschalierte Bewertungsvorgabe in der Anlage zur Versorgungsmedizin Verordnung nicht möglich. Allein aus der Diagnose kann nicht auf das individuelle Ausmaß einer Beeinträchtigung geschlossen werden. Es kommt daher in jedem Einzelfall darauf an, ob körperliche Funktion, geistige Fähigkeit oder seelische Gesundheit eines Menschen mit hoher Wahrscheinlichkeit länger als sechs Monate von dem für das Lebensalter typischen Zustand abweichen und deshalb die Teilhabe am Leben in der Gesellschaft beeinträchtigt ist. Das Ausmaß der individuellen Beeinträchtigung wird dann mit dem GdB festgestellt. Der Sachverständigenbeirat hat sich 2004 mit dem EDS beschäftigt und aus den genannten Gründen eine gesonderte Aufnahme in den Katalog nicht für erforderlich gehalten. Die bei dieser Erkrankung auftretenden Funktionsbeeinträchtigungen sind entsprechend den in der Anlage zur Versorgungsmedizin-Verordnung beschriebenen Funktionsbeeinträchtigungen zu bewerten. Wichtig ist deshalb dass die Erkrankten, bevor sie einen Antrag auf einen Schwerbehindertenausweis stellen, mit ihrem Arzt darüber reden, sämtliche Beeinträchtigungen schildern und um konkrete Aufnahme in den Befundbericht bitten. Die Diagnose allein bietet – wie erwähnt – keine ausreichende Entscheidungsgrundlage.

10.7 Wie viele Menschen sind von einer Schwerbehinderung betroffen?

In Deutschland lebten 2007 6,9 Millionen schwerbehinderte Menschen. Bezogen auf die gesamte Bevölkerung war daher jeder zwölfte Einwohner (8,4%) schwerbehindert. Die Tendenz ist steigend. In Bayern lebten im Juni 2008 1114052 schwerbehinderte Menschen, bezogen auf die Bevölkerung sind ist das ein Anteil von 8,9%.

Die steigende Tendenz bei der Anzahl der Menschen mit Schwerbehinderung bedeutet für die Versorgungsämter, die die

10. Der Schwerbehindertenausweis

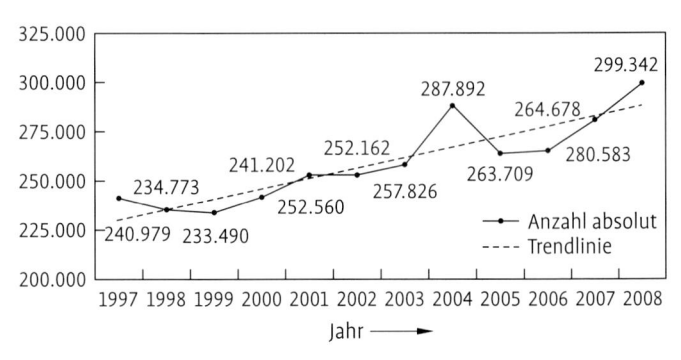

Abb. 10.1: Verfahrenseingänge.

Schwerbehinderteneigenschaft feststellen, eine steigende Anzahl an Verfahren, die im folgenden Diagramm für Bayern dargestellt ist.

Bei den bayerischen Versorgungsämtern gingen 2008 knapp 300000 Verfahren ein. In dieser Zahl sind die Anträge erfasst, bei denen zum ersten Mal eine Schwerbehinderung festgestellt werden soll (Erstanträge), die Anträge bei denen es um eine Änderung geht (Neufeststellungsanträge) und die Widerspruchsverfahren, die durchgeführt werden, wenn ein Antragsteller gegen eine Entscheidung Rechtsmittel einlegt. Insgesamt hat sich die Anzahl der Verfahren in Bayern in den letzten zehn Jahren um rund ein Viertel erhöht.

Diese gestiegene Arbeitsbelastung hat allerdings in Bayern nicht dazu geführt, dass sich die Laufzeiten der Verfahren verlängert haben. Gerade die Laufzeiten für die Erstfeststellungsanträge, bei denen es um die erstmalige Feststellung der Schwerbehinderteneigenschaft geht, und die deswegen für Antragsteller von besonderer Bedeutung sind, konnten gesenkt werden.

Im Jahr 2008 betrug die durchschnittliche Laufzeit bei den Erstfeststellungsverfahren 2,34 Monate und hat damit in den letzten zehn Jahren trotz der Antragssteigerung um rund ein Viertel verringert werden können.

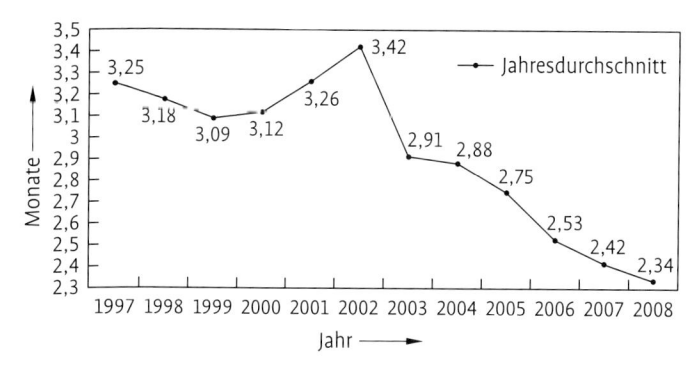

Abb. 10.2: Laufzeiten Erstanträge Bayern langfristig (seit 1997).

Die Bezeichnung als Massenverfahren hat angesichts der hohen Verfahrenszahlen einen sachlich richtigen Kern. Daran anknüpfende typische Problemfelder sind:

- **Verfahrensdauer:** Das Verfahren soll schnell sein.
- **Kosten:** Das Verfahren soll kostengünstig sein. In Bayern derzeit durchschnittliche Kosten je erledigtem Verfahren: 180–190 €
- **Gründlichkeit:** Der Sachverhalt soll umfassend ermittelt und zutreffend gewürdigt werden.
- **Ergebnisqualität:** Das Ergebnis soll richtig sein.

Daraus resultieren viele Zielkonflikte, die in einen Kompromiss zwischen den widerstreitenden Interessen münden.

10.8 Womit kann man dazu beitragen, dass die Entscheidung möglichst schnell erfolgt und möglichst richtig wird?

- **Tipp 1**
  Füllen Sie das Antragsformular **genau und vollständig** aus. Befunde und ärztlichen Unterlagen (z. B. Krankenhausberichte) können dann gezielt angefordert werden.
- **Tipp 2**
  Informieren Sie Ihren Arzt darüber, dass und warum Sie einen

Antrag nach dem Schwerbehindertenrecht stellen. Wenn er weiß, worauf Ihr Antrag gerichtet ist, kann Ihr Arzt Ihren Antrag dadurch unterstützen, dass er die bei Ihnen vorliegenden Gesundheitsstörungen umfassend sowie möglichst genau beschreibt und den Befundbericht zeitnah übermittelt.

- **Tipp 3**
  Falls Sie aktuelle ärztliche Unterlagen selbst in den Händen haben, legen Sie diese bitte Ihrem Antrag bei. Je ausführlicher und aussagekräftiger die ärztlichen Unterlagen sind, desto eher wird eine Untersuchung entbehrlich und damit auch ein schnellerer Verfahrensabschluss möglich.
- **Tipp 4**
  Sollten Sie während des laufenden Verfahrens **von einer anderen Stelle untersucht** oder z. B. im **Krankenhaus behandelt** werden, teilen Sie das bitte mit, damit das Ergebnis noch berücksichtigt werden kann.
- **Tipp 5**
  Der Vortrag greift z. T. die sehr gute Darstellung des Zentrums Bayern Familie und Soziales im Internet auf folgender Seite auf: http://www.zbfs.bayern.de/schwbg/wegweiser/wegbehinderung.html